寻医问方

主编 宋南昌

全国百佳图书出版单位
中国中医药出版社
·北京·

图书在版编目（CIP）数据

寻医问方 / 宋南昌主编 . — 北京：中国中医药出
版社，2022.5
ISBN 978-7-5132-7484-5

Ⅰ.①寻… Ⅱ.①宋… Ⅲ.①中国医药学—文集
Ⅳ.① R2-53

中国版本图书馆 CIP 数据核字（2022）第 039868 号

中国中医药出版社出版

北京经济技术开发区科创十三街 31 号院二区 8 号楼
邮政编码 100176
传真 010-64405721
三河市同力彩印有限公司印刷
各地新华书店经销

开本 880×1230 1/32 印张 7.75 字数 161 千字
2022 年 5 月第 1 版 2022 年 5 月第 1 次印刷
书号 ISBN 978-7-5132-7484-5

定价 39.80 元
网址 www.cptcm.com

服 务 热 线 010-64405510
购 书 热 线 010-89535836
维 权 打 假 010-64405753

微信服务号 zgzyycbs
微商城网址 https://kdt.im/LIdUGr
官 方 微 博 http://e.weibo.com/cptcm
天猫旗舰店网址 https://zgzyycbs.tmall.com

《寻医问方》编委会

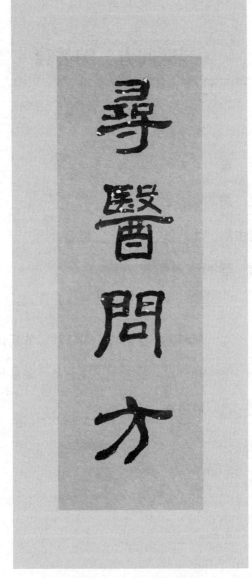

尋醫問方

江西中医药大学周志娟教授题字

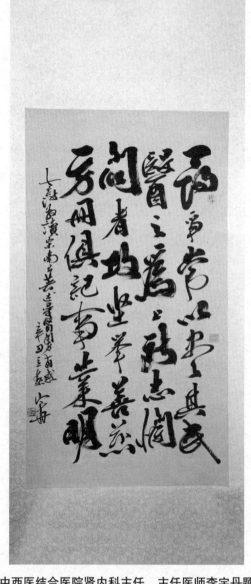

江西省中西医结合医院肾内科主任、主任医师李宇丹题赠诗词

序

　　宋南昌主任在南昌市中西医结合医院（现江西省中西医结合医院，下同）从事医疗、科研和教学工作40多年，医德高尚，医术高超，疗效卓著，是德术双馨的名老中医。宋南昌主任是主任中医师、教授，江西中医药大学硕士研究生导师、南京中医药大学博士研究生导师，第五批全国老中医药专家学术经验继承人导师，全国名老中医药专家学术经验传承工作室和江西省国医名师传承工作室指导老师，还担任了中国针灸学会针法灸法分会常委等诸多学会职务。

　　我和宋南昌主任相识多年，相知颇深。宋主任是江西瑞金人。他从小立志从医，年轻时在家乡农村合作医疗站当乡村医生，运用中药和针灸解除病患痛苦，积累了丰富的基层医疗经验。后就读江西中医学院（现江西中医药大学，下同），毕业后一直在南昌市中西医结合医院中医科、康复科和治未病科从事临床医疗工作并担任主任。先后从师著名针灸大师魏稼、宗瑞麟教授潜心学习针灸，得其真传，学有所成，渐成一代名医，应诊者络绎不绝，深受广大患者赞誉和业界同行的肯定和好评。宋主任为人正直、生活质朴、医德高尚、治学严谨、医术精湛，曾获南昌市劳模等荣誉。

　　宋主任还积极进行科研、教学和著述，主持和参与了国家和省市中医药科研课题十多项，获得相应的科研成果。主办多期全国医学继续教育学习班，为冬病夏治等疗法在全省的推广普及起到了带头示范作用。他还先后培养硕士研究生、博士研究生和学术经验继承人20余人，还参与编写著作和教材7部，发表论文和科普文章200多篇。取得如此多的临床科研和教学成果是非常难能可贵和值得庆贺的！

　　宋主任在多年从事医教研的基础上，又著述了《寻医问方》一书，该书即将付梓出版。该书对中医药尤其是针灸疗效明显的诸多病证从治疗方法、药物验方、针灸治疗、推拿按摩、适用穴位及冬病夏治、夏病冬治诸多方面进行了总结介绍，内容丰富多彩，涉及病种广泛，治疗方法独到，临床疗效卓著，篇幅简明扼要，文字生动活泼，学术水平较高，可读性强。本书不但对同行医生有指导借鉴作用，而且对广大病患调理康复、保健养生也有很好的指导参考作用。《寻医问方》的出版是中医界的一件幸事，对读者提高中医药临床医疗水平和促进群众健康均有很大帮助，为中医药的发展添砖加瓦。故欣然为之做序。

江西省中医药管理局原局长

主任中医师、教授

2021 年 12 月

前　言

　　宋南昌老师于 1990 年 12 月在江西省中医院跟随全国名老中医药专家宗瑞麟主任中医师学习,除跟师学习中医针灸外,平素还与省、市卫生行政部门及一些科研院所、报刊媒体打交道,所以有机会着手学写一些简单的医学讯息、卫生科普等豆腐块样文章,尤其是常有刊出之机会,这样就有点喜欢上写了。

　　最初,宋南昌老师在江西省卫生厅(现江西省卫生健康委员会,下同)中医处和江西省中医药研究所主办的《江西中医管理信息》报道了医院工作之管理信息等内容。1989 年夏日三伏季,宋南昌主任医师首次开展"冬病夏治"治疗慢性支气管炎、哮喘、鼻炎等专病工作,并在《家庭医生报》《南昌晚报》上刊发了一些信息报道,让市民了解了"冬病夏治"对防病治病的作用,尤其是其机制、治疗时间、注意事项等诸多方面内容,让医患双方都受益。尔后,宋南昌主任医师逐渐把医疗卫生科普内容延伸到某种专病、专法、专方,还有医疗咨询、新技术、新项目的开展、疗效评估等方方面面。

　　宋南昌老师的文章所刊载的媒体主要为《家庭医生报》,大多刊登在该报中医大观、邵大夫信箱、生活医学、健康资讯、保健养生、健康金刊等版面,另外,《江西青年报》《妇女之声报》《南昌日报》《南昌晚报》《江西日报》《南昌人口报》《江南都市报》《江西商报》《江西广播电视报》《民族医药报》《致富快报》《江西政协报》《工人晚报》《都市消费报》《南昌广播电视报》等报纸也时有文章载出。

　　有的读者看到报刊发表的文章后就给报社写信咨询某个问题，也有的读者直接写信于宋南昌老师。不管是报社转来的信函，还是直接投递过来的求医问方、咨询问题，宋老师都会及时负责地回复来信者，有的甚至免费寄药。曾经有兰州大学的一位老师采用宋老师在报纸上介绍的"冬病夏治法"疗哮喘，病情好转后，写信给《家庭医生报》表示感谢。此外，也有患者从很远的地方前来南昌求诊。

　　本书所收录的是 20 世纪 80 年代以来，宋南昌老师利用业余时间在各种媒体上公开发表的各类中医保健养生科普文章以及医疗信息资讯。这些内容一是对宋南昌老师 30 多年的医学科普宣传成果进行一个总结，二是利用这本文集与医学同行们充分交流，三是希望能够为广大读者回报一些有价值的医学知识。因为时间跨度较长，收集工作比较仓促，书中难免有不当之处，敬请批评指正。

　　本书稿成之后，承蒙江西省中医药管理局原局长、教授、主任医师程兆盛于百忙中为本书赐序，江西中医药大学古文教研组周志娟教授题字，江西省中西医结合医院肾内科主任、主任医师李宇丹赠诗词。本书在编写过程中得到江西省中西医结合医院黄佩佩、甘有金、何维莉，以及《家庭医生报》诸多栏目编辑的大力帮助，在此一并表示感谢！

《寻医问方》编委会

2022 年 1 月

目　录

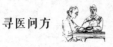

目 录

第一章　治疗方法

一、"口眼歪斜"试试中医针灸

周围性面神经麻痹，又称面神经炎或贝尔麻痹，还可以症状、病机等命名而称为"口眼歪斜""口僻""面瘫""中风（小中风）"。本病病因涉及多方面，临床上发现与病毒感染有关，如流感病毒、带状疱疹病毒，平时吹空调电扇、洗冷水澡、拔牙、头面术后、中耳炎、牙痛、劳累、生气（发脾气、暴怒）、喝酒、吃狗肉等也可能引发。

本病发病多数与劳累、感受风寒湿邪气相关，但也有部分患者无明显诱因而发病。患者的求医方式也很多，有的就近去诊所，或去医院的神经内科、针灸科、康复科、理疗科等处就诊。根据体征表现，一些患者需做相关检查，如做头颅 CT、面部肌电图等。处理方案（措施）也多种多样，如西医多用激素、维生素、抗病毒药、营养神经药等，中医施针灸、按摩、理疗、穴位敷贴、中药口服等。治疗效果因人而异，因治疗方法而异，与患者的体质、治疗期间的心态、饮食起居、日常调护密切相关。在急性期（非静止期），即病后 8～20 日的治疗调护非常关键。能规范有序地治疗，病情可很快稳定。

南昌市中西医结合医院康复科自 20 世纪 80 年代以来，

接诊面神经麻痹患者众多，发病诱因如前所述。发病年龄最小的为 2 岁，最大的为 94 岁。青壮年居多，男性略多于女性。治疗多选用耳针耳压疗法、穴位划痕贴药、温灸。用得最多的方法是针、灸、药并施法。患者来后，经详细询问病史，根据情况，做相关检查。对发病 1 周至 1 天的患者，针刺选健侧颜面腧穴为主，以地仓、翳风、风池、四白、颊车、迎香、太阳、牵正穴为主，配以患侧列缺、合谷、足三里、悬钟、太冲穴等，每日 1 次，留针 45 分钟，头面部穴位加艾灸或神灯照射。4～5 天后，针刺患侧颜面部穴位，艾灸、神灯照射贯穿于治疗的全过程，意在加强经络感传，提升面部温度，可缩短治疗时间，取得较佳疗效。电针的应用则定在 10 余天后较好。针刺治疗时，一般用轻刺激手法，尤其在急性期（炎症、水肿）尤为重要。之所以会出现"急性期禁针论"，是有人将急性期面瘫的自然加重现象误认为是针刺所致。其实不管针刺与否，急性期 1 周内都有可能出现病情的加重情况，这是病情发展的一个自然过程，而非针刺所致。对于面瘫的口服中药，可选牵正散、补阳还五汤等加减，取白附子、白芷、僵蚕、地龙、黄芪、鸡血藤、牛蒡子、川芎、红花、当归、天麻、丹参、甘草、泽泻等药物。

面瘫的预后转归，与急性期的治疗方案、取穴、手法、注意自我调护相关，应注重休息、不熬夜、少看电视手机、防寒保暖、外出戴口罩及眼镜、不用手擦眼睛、不生气、心情放松、加强营养（特别是老年人、平素体质差者），多吃新鲜蔬菜和水果、荤素食结合，少吃或暂时不吃辛辣刺激的食物，如狗肉、牛肉、公鸡、鲤鱼、酒等发物，以防延缓恢复。

本病拖到发病3个月后，称为"难治性面瘫"。临床中"难治性面瘫"，多见于以下几种情况：①中枢性面瘫：一般为由颅内病变脑梗死或颅脑外伤、手术（头、面部）创伤导致的 Hunt 面神经炎。②单纯性面瘫：由于误治、失治，治疗选择穴位不当，刺激量或刺激时机不当，早期在面部过多用穴，或者给予过强的刺激，可能使急性期面部水肿加重，影响了整个病情的恢复，也有与不适当地使用激素或其他药物有关系。③痰湿型体质：表现为面部肿胀或板滞、易疲劳、舌苔厚腻。④气血亏虚体质：表现为精神疲乏、面无光泽、色黄或暗、容易疲劳、动则喘息、或食欲差、大便稀或溏。

对于难治性面瘫，在前面治疗的基础上，可重灸，如选百会灸、热敏灸等。对于陈旧性面瘫，可加梅花针叩刺太阳、鱼腰、四白、下关、颧髎、地仓、迎香、颊车等穴，亦可行隔姜灸、口三针滞针牵拉法。孕妇面瘫多选艾灸、耳压法。小儿面瘫可选针刺翳风、阳白、颊车、合谷、外关、足三里等穴，加艾灸、推拿。不配合者不留针，配合者可留针，多用半刺、轻浅刺激法。

大量临床实践证实，针灸治疗本病疗效确切，目前运用针灸治疗面瘫已成为一种普遍使用的方法。针灸治疗周围性面瘫有着很好的疗效，至今仍为临床治疗周围性面瘫的主要手段之一。

二、"面抽筋"要尽早止住

通常人们所称的"面抽筋"在医学上叫面肌痉挛，又称面肌抽搐或面肌阵挛，为阵发性不规则的半侧面部肌肉的不自主抽搐。本病发病原因不明，多因视力疲劳、内分泌功能紊乱、精神紧张、情绪激动、神经衰弱、局部炎症、药物中毒、风寒刺激、面神经炎后遗症等致面神经兴奋性增高。男女均可患本病，以中年以上女性多见。初期症状是眼部（眼轮匝肌）间歇性抽搐，逐渐缓慢地发展至口角、面颊部肌肉（如上唇方肌、口轮匝肌、颧肌）。严重者，口眼、整个颜面部肌肉一起抽动，影响说话、发笑、饮食，常伴眼裂缩小。长期痉挛，可继发面肌萎缩。中医认为本病多由风寒湿之邪，侵入阳明或少阳经脉，导致经气阻滞，经筋失养，或血虚生风，肝肾不足，阴虚阳亢，上实下虚产生病变。治宜祛风散寒，通经活络，或补气养血止痉，或滋阴潜阳、平肝息风。该病必须尽早治疗，否则将很难控制。现将防治方法简单介绍如下。

1. 心理放松 保持精神愉快，心情舒畅，遇事乐观，勿忧虑、焦急、紧张，防止出现不平衡的心理状态。

2. 手法治疗 以患侧颜面部腧穴为主，健侧辅助治疗。根据病变部位不同，局部穴位须有所侧重。以一指禅推拿手法为主，手法应柔和、均匀、有力而持久，每穴操作 2～3 分钟，结束治疗时颜面部须出现温热感觉。可嘱患者每日自行按摩病侧眼睑周围、唇周、面颊部数次。

3. 针灸治疗 以辨证取穴或取阳明经穴为主，亦可围刺面、眼周围穴。

4. 耳压治疗 按疾病的相应部位和中医理论选取耳穴后，在耳穴表面敷贴压丸。此法既能持续刺激穴位，又安全无痛，无副作用。

5. 中药治疗　可选补中益气汤、四物汤、天麻丸、丹参片、血管痉挛合剂、地黄汤等加减化裁。

6. 注意事项　注意休息，加强面部保温，避免吹风受寒，忌食辛辣刺激食品以及鸡、鹅、鲤鱼、酒、浓茶、咖啡等发物。

三、"面瘫"要及时矫正

面瘫，人们通常称为"歪嘴"，在医学上叫面神经炎或面神经麻痹，是神经内科和针灸科门诊的常见病。本病可发于任何年龄，但以 18 ～ 45 岁为多，男性多于女性。"面瘫"必须及早治疗，否则将导致各种并发症。

"面瘫"的发病因素有气候寒冷、病毒感染（流感病毒、腮腺炎病毒、带状疱疹病毒）、头面部受寒（迎风睡眠、电风扇对着一侧面部吹风过久、雨淋），或外伤、劳累、牙龈肿痛、中耳炎、拔牙等，常在睡眠状态下突然发生。清晨醒来发现一侧面部板滞、麻木，梳头照镜子时见嘴角下垂歪向一侧，眉毛下垂，眼闭不拢，露睛（兔眼），漱口时水从口角流出，进餐时食物停滞于齿颊之间，说话漏风，鼓腮漏气，迎风流泪，抬头纹变浅或消失，耳后、耳下疼痛，甚至耳鸣、听力下降、舌麻、味觉减退等。发现以上症状后应及时来医院检查治疗。如系肿瘤（鼻咽癌、听神经瘤）等引起的面瘫恢复起来就较麻烦。若不尽早治疗，时间久了，超过 1 个月，恢复起来就慢，有的甚至可出现面肌痉挛、面瘫倒错等后遗症。因此，要注意预防和治疗。

1. 要安定情绪　由于五官功能障碍，尤其是影响了美观，故患者普遍存在紧张和忧虑心理，宜进行安慰、开导，正确对待，千万不可急于求成，盲目寻求多种治疗，加重局部刺激造成病情加重，延误恢复。

2. 注意休息　不宜过度疲劳，宜早睡，保证充足睡眠。

3. 注意头面部保暖　寒冷起风时外出宜戴口罩防护，少吹或不对着头面部吹电扇、用空调，不用冷水洗脸和洗澡。患侧面颊、耳后部做湿热敷治疗，有助恢复。

4. 做好眼部、口腔护理　因眼睛闭不紧而外露，故灰尘易侵入，要预防结膜、角膜等处感染，避免强光刺激，每天应点眼药水 2～3 次，少看电视，减少用眼时间。同时，保持口腔清洁，避免食物残渣遗留在患侧口颊部。

5. 针刺和热疗为首选治疗　起病初期（4天之内）取健侧颜面部腧穴针刺，患侧艾灸或神灯（TDP）照射；4天以后则选患侧腧穴针刺加艾灸或神灯照射。对体弱、气血虚、或恢复慢、临近痊愈者，可加手足部远端腧穴针刺，以提高疗效。该法具有即时的良性调整作用，可提高神经的兴奋性，改善局部营养代谢，加速局部的肌肉和神经功能的恢复。

6. 配合按摩，增强肌力　发病后立即开始，越早预后越好，每天做 1～2 次，每次 15～20 分钟，按摩部位应以下颊、颧颊部、额部、耳前等处为主，轻轻揉捏整个麻痹（瘫痪）部位，避免牵拉肌肉，对前额及眼眉附近手法应更轻巧。

7. 饮食以清淡素食，易消化，营养丰富为原则　多吃新鲜蔬菜水果，多饮水，少吃肥腻煎炸类食物，忌饮浓茶、酒类、咖啡及辛辣食物、鸡、鹅、鲤鱼、生冷饮料等。

四、保护脊柱（椎）需注意五个方面

近年来，随着电脑的普及运用，人们伏案工作时间延长，加之开车、看电视、打麻将等的不断增加，患上脊柱骨关节疾病而出现颈肩腰腿痛及脊柱相关疾病的人越来越多。怎样才能预防避免这些疾病呢？首先应该有正确的站（立）、坐、卧、行（走）姿势，加上功能锻炼，方可使脊柱（椎）骨骼稳定平衡，肌肉协调，关节灵活。怎样的姿势才称得上正确呢？

正确的站（立）姿势为全身从脚心开始微微上抬，即收腹挺胸，双肩撑开并稍向后展，双手收拢并自然下垂，下颌稍微收紧，目光平视，后腰收紧，骨盆上提，腿部肌肉稍微绷紧，膝盖内侧稍微夹紧，从而使脊柱保持正常的生理曲线，从侧面看，耳、肩、髋、膝与踝部保持在同一条线上。

正确的坐姿应该是挺胸抬头，当需要靠椅时，腰部挺直，离开椅背。坐沙发时要让臀部坐于沙发面的底端，背部紧靠沙发背，如果在腰部放上一个掌垫就最好不过了，可使腰部得到有效的承托，维持腰椎的前屈生理，均衡腰部肌肉的压力，减轻劳损，增加舒适度，对稳定脊柱有好处。坐姿不正确，老是弯腰驼背或跷二郎腿，可使颈腰部肌肉、椎间盘与韧带组织长期处于牵拉状态，无法保持脊椎的正常弯曲度，容易导致颈椎病、颈背肌筋膜炎、腰肌劳损、腰椎间盘突出症（腰突）等病变发生。对于长期伏案工作的人来说，最好每隔1小时左右变换一下体位，可预防颈肌劳损。

正确的卧姿应尽量保持站立时的姿势。仰卧时，枕头高度应为 10 ～ 15cm；侧卧时，枕头与肩平衡，下肢自然放松屈曲。睡眠姿势应以仰卧和侧卧为宜。不宜俯卧，俯卧会使脊椎弯曲，增加肌肉及韧带的压力；不宜长时间处于半卧位姿势看电视、看书报、打电脑、织毛衣或长途乘车颠簸，易致胸源性胸痛。

有的人喜欢仰躺在椅子上午睡，若时间过长，会对颈后部的动脉造成压迫，导致大脑供血不足。若患有颈椎病的话，会加重症状并引起眩晕等症。如一定要睡，可于睡时在脖子下垫一块毛巾或者小枕头，好让头不至于仰得太低。睡醒后不要猛地起身，而应缓缓抬起头，慢慢坐直，轻轻转动一下脖子，让供血恢复正常。

正确的行走姿势应是昂首挺胸，不可低头含胸，两眼平视，两臂自由摆动，微微向身后甩，双脚尽量走在一条直线上，行走时脚跟先着地，脚掌后着地，以向前行为主，可阶段性短时间地伴以退步行。有人提倡快走，特别是行军走，变向变速走，前后走更好（前走快，后走慢），前后走一般前走 80%，后走 20%，但后走不能老回头；亦可做摆臂散步，即两臂用力前后摆动；原地跑亦可，要求高抬腿，两足至少高于地面 20cm，脚尖轻轻落地，脚跟不着地，动作有节奏地进行。

运动对维持骨的结构起着重要的促进作用，尤其表现在对维持软骨组织的营养、骨骼肌功能等方面。预防脊柱病，平时应注意结合自己的特点和条件，做些必要的功能和体育锻炼，通常多选择活动颈部和腰腿部肌肉韧带的运动项目。如散步、跑步、练太极拳、练床上八段锦、打乒乓球、打羽毛球、跳秧歌等，还有挺腹伸髋等功能锻炼。此外，还可做伸腰，双手握住比自己稍高的单杠、门框用力向上拉，身体便悬吊起来，腰部也伸展开了。此时要张嘴哈气，挺胸收腹，使腰部最大限度地放松，好像单杠的"引体向上"，每日1次，时间为3～5分钟。常伸腰，可使腰椎之间的距离加大，椎间盘得到放松，逐渐恢复弹性，可预防椎间盘受到压挤引起椎间盘脱出或膨出。因久坐或由于腰部姿势不良出现腰痛时，应俯卧位，以双臂将上半身尽量撑起，下半身应贴床，使腰尽量后伸，反复做这一动作很有效。

古人强调日常工作、劳动生活中的体位姿势，提倡"坐有坐相，站有站相"等理念，对指导当前防治脊柱骨骼关节疾病，仍有现实意义，不妨效仿。

五、不良生活习惯易导致腰椎间盘突出症

腰椎间盘突出症既往以老年人居多，而近些年来却以办公室职员、计算机操作员、会计、教师、司机等年轻人居多。据统计，20～40岁的患者约占腰椎间盘突出症总人数的60%。

腰椎间盘突出症低龄化的出现不仅与当今交通事故增加、医学影像技术提高、医患对该病的重视度加大相关，而且与都市人群长期的不良生活习惯密切相关。

那么，有哪些不良生活习惯应注意呢？

1. 睡软床 现在许多年轻人为了舒适，喜欢睡较为柔软的席梦思床，久而久之，腰椎间盘承受的压力增大，毛病就出来了。故床应选加垫的硬板床，即选木板床，并铺上薄褥

或垫子（约5cm厚），较硬的棕绷床、席梦思床也可以。硬板床可使腰部软组织得到充分的松弛和休息，防止腰椎间盘突出症的发生。

2. 穿高跟鞋 如今穿高跟鞋的女人非常普遍，而且鞋跟做得越来越高。殊不知这样穿上后身体的重心相对提高，为了稳定因重心改变而失去的原有平衡，身体肌肉变紧张，尤其是腰背肌就要重新调整，以适应新的平衡状态。长期穿高跟鞋，使骨盆的前倾增加，重力线通过骨盆的前方，腰部为保持平衡而增加负担，使后伸增强，腰椎小关节处于长期紧张状态，相应的肌肉、韧带也由于长期紧张而发生劳损，导致腰椎间盘突出症的发生。较合理的鞋跟高度一般以3cm左右为宜。

3. 坐姿 人们在日常生活和工作中，坐姿五花八门，各式各样，应有尽有，有的人把臀部坐在椅凳的边缘上，或习惯将腰向后突，或喜欢跷二郎腿。在看电视时，横躺沙发、半起半靠在床头观看，若持续过久，易加重腰部负担，造成腰痛。尤其是老年人腰椎本来就有不同程度的退行性改变（骨质增生），更易出现腰痛。为纠正看电视的不良姿势，首先应注意把电视放置的高度和人体坐位视线相平。其次则要选择好合适的坐具，要求坐具高低适中，并有一定的后倾角度（约120度）的靠背，有扶手更好，并采取一些辅助性的措施，如腰部加靠垫（3～5cm厚），脚凳垫着下肢等，但不宜坐低于20cm的矮凳。同时，应注意经常调整身体的姿势，不可久坐，姿势单一，应不断变换。总之，正确的坐姿应该是上身挺直，下颌微收，双下肢并拢，并选择合适的坐具。

4. 弯腰拾物姿势　弯腰拾物是日常生活和工作中极为常见的一种动作。但常听到有人在弯腰去拾掉在地上的纸张、硬币或其他小件物品起来时，"闪腰"了，促发了腰椎间盘突出症。这与弯腰时的不良姿势（如双腿伸直站立，在不屈曲或少屈曲髋膝关节的情况下弯腰）有关。正确的姿势应先屈曲髋关节和膝关节，充分下蹲后再弯腰拾东西。这样身体重心下移，略为屈曲腰部，即可完成拾物动作，而腰部不感到吃力。

5. 洗漱姿势　洗脸、刷牙是每天早上起床后需要做的事，但有不少人在洗脸、刷牙时引起了腰痛。为何会这样呢？这是由于人体经过了一夜睡眠之后，肌肉、韧带、关节囊等软组织会变得僵硬而无法灵活运动。此时，如马上以半起半坐弯腰翘臀的姿势进行洗脸、刷牙，就会对腰椎间盘产生较大的压力，关节囊负荷加大，成为腰椎间盘突出症的诱因。要防止此现象发生，应在起床后稍微活动一下腰部，如做后伸、左右旋转、"伸懒腰"等动作，使腰部不至于从相对静止的状态马上转移到一个增加腰部负荷的动作。洗漱时正确的姿势为膝部微屈下蹲，然后，再向前弯腰。同时，洗漱盒的位置不宜放得太低，宜放在不必过度弯腰（向前弯曲）的平台上，可减少腰部的负荷。

6. 家务劳动姿势　随着家用电器的普及应用，把人们从繁劳的家务中解脱出来，但仍需进行挑菜、洗菜、切菜、切肉、淘米、洗小件物品，以及扫地、拖地、晾晒衣服或擦洗高处玻璃等轻、重家务劳动。此时，如不注意姿势，不但干活劳累，往往会出现腰腿痛。在做以上家务时，最好不要将盆直接放于地上，或放在太低的位置上，而应放在一个高度适当的台子上或坐在一个高低合适的凳子上进行，以避免腰部的过度向前屈曲。扫地、拖地时，应将扫帚或拖把加长，不宜连续工作过久。晾晒衣服或擦高处玻璃时，应在脚下垫个矮凳，避免踮脚伸腰，造成腰痛。

六、常做"五运动"预防脑中风

1. 手指运动 大脑对手指的支配功能最精细、最敏锐。反过来说，经常从事手指工作的人，如工笔画家、篆刻艺术家、演奏器乐的音乐家、版画艺术家等，较少发生脑中风及帕金森病，且多高寿。研究发现，在神经反射疗法中，刺激神经末梢（尤其是脚趾、手指）比直接刺激脊髓效果更佳。而刺激（或者说勤练）手指最好的活动莫过于玩健身球。在人手左右掌面各有三条经络通过，有许多穴位，根据手反射区疗法，掌面还有许多内脏反射区。玩健身球的奥妙就在于"疏通经络，调和血脉"。健身球对手掌经络、手反射区产生良性刺激，并将刺激不断传导到心、肺、脑、肝、肾等脏腑，除预防脑中风外，还有防治高血压、冠心病、末梢神经炎等疗效。

2. 脚趾运动 脱掉鞋子，仰卧在硬板床上，两脚自然伸直，两臂放在身旁，做脚趾抓挠练习（双脚脚趾下屈曲，然后让脚趾复原，这为 1 次），重复 50～100 次。这节活动也可以脱掉鞋子，坐在椅子上，两脚前伸位做动作，可预防脑中风的发生。

3. 闭天门运动 闭天门运动是通过牙齿的锻炼而达到强

身健体目的的古代养生术。方法是：双唇紧闭，屏气咬牙，把上下牙齿紧紧合拢，且用力一紧一松地咬牙切齿，咬紧时加倍用力，放松时互不离开，重复数十次。练习闭天门功贵在天天坚持，如看电视、散步、骑自行车、做操，甚至在解大小便时，均可进行。有人经过两个月的闭天门锻炼，一过性脑缺血现象（有可能是中风先兆）明显减少；经过数月锻炼，症状基本消失；若长期锻炼，可使脑动脉血管弹性得到一定的恢复。闭天门功运动还有固齿和促排便之功效。在大小便过程中进行闭天门运动，可使元气不散，有利于排便通畅。

4.脖颈运动　平日不时地上下点头，左旋右转扭脖颈，相当于做一种轻柔的、全面的颈部操。运动增强了头部血管的抗压能力，颈部的肌肉、韧带、血管和颈椎关节因此增加了耐力，减少了胆固醇沉积于颈动脉的机会。由此可见，活动颈部对预防脑中风较为有效。脖颈操的动作如下。

（1）左顾右盼：每天左右旋转头部，开始宜慢，幅度宜小，不妨慢慢增加旋转次数和旋转幅度，注意转头时脖子要往上伸。根据个人情况，早晚各做数十次。为防眩晕，转头全过程应闭目。

（2）摇头晃脑：将头下垂，以极慢的速度将头先以顺时针方向缓缓旋转10圈，再以逆时针方向缓缓旋转10圈，早晚各做1遍。头下垂时应完全放松，旋转时脖子有被拉长的感觉，呼吸越平缓越好。为防眩晕，摇头全过程应闭目。

（3）耸肩：耸肩可使肩部的神经、血管和肌肉放松，为颈动脉血流增加动力。具体做法是：采取坐姿或站姿，两手叉腰，做两肩上提、放下动作，一上一下为 1 次，至少做 30 次。早晚各做 1 遍。

（4）头写"米"字：站姿，全身放松，闭目，以头当"笔"，在空中书写"米"字 7 ～ 8 遍，起笔、落下都要点到。"书写"过程只动头，身体不动。每天早晚各做 1 遍。因"米"字笔画走向复杂，在写的过程中，可带动颈椎各关节，从而改善颈动脉的供血状况。

（5）舌搅牙龈：将舌尖放在牙床内侧，左右来回运动 14 次（此时会感到后脑勺痛胀感）；停下来稍作休息，再将舌尖放在牙床外侧，左右来回运动 14 次（后脑勺有痛胀感）。早晚各做 1 遍。

5. 擦颈运动　颈部为任脉、督脉、胃经及膀胱经等人体主要经脉循行之处，分布着 70 多个重要腧穴。通过干擦或热水擦颈，可以给这些经络和腧穴良性刺激，推动气血运行，增强调节功能，对防止因痰涎积聚、阻滞经络而导致的脑中风有效。做法如下。

（1）干擦颈：四指交叉，两手掌心按在后脑上，大拇指向下，往下轻擦到大椎穴处，如此往复擦，一上一下为 1 次，共擦 20 次。

（2）热水擦颈：盆中倒入 50℃左右的热水，将毛巾浸湿，趁热擦洗，按摩颈部四周。水温低了及时兑入热水，大约擦洗 5 分钟，至颈部皮肤发红、发热为止。早晚各进行 1 次。

这些方法若长期坚持下去，能使颈部血管平滑肌松弛，改善血管壁环境，使已硬化的颈动脉血管变软，恢复弹性，减少或化解颈动脉内膜因胆固醇沉积所形成的"粥样斑块"，确保脑组织的血氧供应。

七、超声波可治疗骨关节疾病

颈肩部、胸部、腰部、臀部等运动损伤，腰椎间盘突出症、神经痛（坐骨神经痛）、类风湿关节炎、肩关节疾病（肩周炎、肩锁关节炎）、手关节疾病（末梢神经炎、腱鞘炎）、软组织病变、骨折恢复期等病症，使人疼痛不堪，活动受限，严重困扰着人们的生活和工作。因此，人们可能首先会想到针灸、按摩、药物等治疗。

超声波治疗是指利用超声波发生器产生物理能，通过特制的声头，作用于病变局部或穴位以治疗疾病的一种方法。超声波，首先可以产生机械效应，即超声振动可引起组织细胞内物质运动，从而使细胞内部结构发生变化。第二可产生温热效应，增强血液循环，加强代谢，缓解痉挛及减轻疾病。第三是理化效应，即以上所提及的效应所促发的若干物理、化学变化，主要表现为弥散作用，可促进物质交换，进而加速代谢，增加组织营养。

本疗法无损伤，无疼痛，安全可靠，应用范围广，疗效高。一次治疗 20 ～ 30 分钟，每日或隔日 1 次，一般 6 ～ 8 次为 1 个疗程，慢性病 10 ～ 15 次为 1 个疗程或更多。

八、春发痹病话康复

冬去春来，寒气未尽，春雷鸣动，阴雨连绵，湿气弥漫。在中医学中，寒湿皆属阴邪，易伤人阳气。"风寒湿三气杂至，合而为痹。"这里所说的痹病，类似于现代医学的风湿性关节痛、类风湿关节炎、肩周炎等。这些疾病常见多发，主要症状为肢体关节疼痛、酸楚，肌肤麻木，关节肿大、屈伸不利等。临床上可根据风、寒、湿、热邪致病的主次不同，分行痹、痛痹、着痹、热痹，其中以行痹、痛痹、着痹混合型最为多见。

痹病的治疗方法较多，中药以温经散寒、祛风除湿、理气通络、活血化瘀为主，选追风透骨丸、天麻虎骨丸、强力天麻杜仲丸、雷公藤片、国公酒、麝香风湿油等内服外用。西药可用消炎镇痛解热药（如布洛芬、保泰松、消炎痛等）。此外，还有针灸、火罐、按摩、热熨、热敷、药浴、理疗等，单独应用或几种方法联用均可。

在此值得重视的是热疗法，其温热刺激可以作用于皮肤、肌肉、关节，可促进血液循环，改善组织细胞代谢，促进神经功能和其他功能的恢复。在家中也可自行用艾条点燃熏烤，或用热敷散、炒盐、热水袋温熨病变部位。同时，痹病患者要注意饮食起居，防寒防湿，做些体育锻炼活动，如做操、打拳、跑步等都有较好的疗效。

九、磁热振治疗腰腿痛

具有温热与振动舒适相融特点的磁热振治疗仪治疗病种主要为软组织及骨关节疾病，包括软组织扭挫伤、肌纤维组织炎、颈椎病、坐骨神经痛、肩关节周围炎、腰椎病、退行性骨关节病、网球肘、膝骨关节炎、足跟痛等疾病。

磁热振治疗疾病主要是磁场作用，可以促进局部的血液循环，改善局部肌肉等组织的缺血缺氧状态，有利于肌肉组织的功能恢复。磁热振治疗仪可以把有节奏的振动传至各个治疗部位，能起到局部轻微的按摩作用。尤其是热作用与振动作用相加，又可增强磁场的特殊治疗作用。磁热振治疗仪可以实现高效率的温热治疗，可谓温热、振动、磁力三管齐下，适合不同部位，安全有效，值得推广。

十、刺络拔罐治项背肌筋膜炎

项背肌筋膜炎又称项背纤维织炎或肌肉风湿病，属中医"痹病"范畴，是针灸科临床上的一种常见病。本病多由急性外伤或慢性劳损致项背部经络气血损伤，气血运行不畅所致。采用刺络拔罐法治疗，效果较好，现简单介绍如下。

1. 穴位　以阿是穴、大椎为主，配天宗、肩外俞穴。

2. 用法　患者取坐位或卧位，常规消毒局部或穴位后，右手持无菌梅花针，叩刺施术部位，使用手腕之力，将针尖垂直叩打在皮肤上，并立即提起，反复进行，使局部皮肤微出血为度，然后在叩击处用闪火法拔罐，留罐 10 分钟。每日或隔日 1 次，5 次为 1 个疗程。疗程间可间隔 3～5 日，连续 2～3 个疗程。

3. 作用机制　大椎穴为诸阳之会、督脉要穴。天宗穴为手太阳小肠经穴，位于肩胛冈下窝中央，约冈下缘与肩胛骨下角间 1/3 与中 1/3 交点上。肩外俞在第一胸椎棘突下旁开 3 寸处。诸穴合用，具有温经通络、行气活血、祛风止痛的作用。梅花针叩刺可疏通经络、调和气血、行瘀止痛。拔火罐可温通经络、祛湿逐寒。二法配合，相得益彰，达到通络止痛的功效。本疗法具有疗效高、见效快、痛苦少、简便易行等优点，也适用于人体其他部位的肌筋膜炎。

十一、冬季慢性支气管炎患者的生活保养

秋去冬来，寒湿侵袭。由于寒冷、气压过低等恶劣气候，使许多气管炎患者忧心忡忡，惧怕受寒感冒，诱发旧病，难熬冬季。这时，若注意自己的衣食住行，防寒保暖，对控制或减少疾病发作，较平稳地过冬大有裨益。

冬日气温低，气候干燥，人们的皮肤此时处于收敛状态，大部分血液集中到皮肤深层和肌肉组织，因而皮肤的保护能力大大减弱。气管炎患者抗病力降低，一遇到冷刺激，极易引起感冒，诱发气管炎。要预防感冒需尽早增加衣服，以宽松、轻便、暖和为原则，选棉布、羊毛材质为宜，若制作狗皮背心保暖性最好。颜色深些，可增加光热的吸收量；外出时，应戴好棉帽、口罩、耳盖和手套，穿好棉鞋。喘息性气管炎患者，忌穿羽绒制品。

慢支患者过冬，首先要注意保暖，预防感冒。当气温下降时要及时增添衣服，尤其是注意背、脚和头部保暖。

背为阳中之阳，为督脉和足太阳膀胱经循行之处。为使背暖，风寒之邪不袭背而损人体阳气，致症状加重或旧病复发，应穿紧身的棉、羽绒或皮毛背心。

常言道：寒从脚起，脚冷全身冷。脚部受凉可反射性地引起上呼吸道黏膜毛细血管收缩，纤毛活动减弱，抗病能力下降。此时，潜伏在鼻咽部的细菌、病毒便会乘虚而入引起上呼吸道感染等疾病。为使脚暖，首先应穿稍大些的棉鞋或毛皮鞋，鞋内放双层鞋垫。两层鞋垫之间可以均匀撒入一层

附子粉末，缝合起来，有保暖助阳的作用。其次要勤换袜子和鞋垫，保持清洁和干燥。

冬日昼短夜长，日光照射少，宜早睡晚起，保证足够的睡眠。被子宜选厚实、柔软的棉织物，垫被以棉垫为宜。电热毯可用，但不宜长用。

数九寒冬，是进补的最好季节。冬季进补以健脾补肾、养肺固表为原则。饮食应清淡，在多吃新鲜蔬菜、豆制品、瘦肉、蛋、鱼等基础上，选吃药食兼备的果物类，如梨、橘子、莲子、大枣、核桃、白木耳、百合等，还可选吃蜂蜜、牛奶等。这样可以有助于消化，并能补充各种营养物质，增加热量，提高代谢，抵抗寒冷侵袭，提高机体的细胞活力。

气管炎患者在预防、治疗及康复过程中忌食发物，即相当于西医学所说的过敏食物，如海鲜贝介类（黄鱼、带鱼、鲤鱼、虾、蟹、螺蛳等）及鸡、鹅、猪头肉、羊肉、狗肉、竹笋、荞麦、香菇、芥菜、南瓜等，此外肥厚油腻、浓烈调味、辛辣刺激的食物及烟、酒、浓茶等亦应注意。

同时，要避免接触有毒、有害物质，坚持做呼吸操，进行适当的户外活动，让呼吸道适应寒冷，提高整体耐寒能力。

十二、冬季怕冷，药食兼用

每到严寒的冬季，很多女性感觉特别怕冷，医学上称为"冷感症"，多见于45～55岁的妇女。它与全身或局部血液循环不良有关，主要表现为腰背、小腹、手足或全身发冷，有的伴腰痛、夜尿频、尿少、胸闷气短、睡眠差等症。

1. 注意保暖　及时增添衣服，穿厚些的衣服和袜子，必要时可戴手套、帽子、围巾、护膝、护腰等。

2. 多晒太阳 肩背部是人体阳经的主要循行部位，选择天气晴朗的午后，让太阳光照射后背部，特别是大椎穴，可增加人体的阳气。

3. 饮食疗法 饮食应以熟食和暖食为主，多吃富含铁质、能够补血的食物，如猪肝、牛肉、羊肉、狗肉、虾米、黄豆、芹菜、菠菜、香菇、黑木耳、西红柿、红辣椒、红苹果、红葡萄、红枣、阿胶、枸杞子等。这些食物具有御寒的作用。

4. 药膳 ①参附鸡汤：母鸡1只，高丽参10g（或党参20g），熟附子10g，生姜3片，葱白3根，食盐少许，制作成膳。适用于阳气虚弱者。②当归生姜羊肉汤：羊肉500g，当归10g，生姜2片，葱白2根，白酒1匙，食盐少许，制作成膳。适用于气血虚弱者。

十三、冬令补阳正当时

冬天来了，怕冷的症状自然随之而来，中医习惯上把其归属于阳虚证范畴。引起该证的原因除少数为先天体质阳虚外，后天原因也不少，如饮食失当、贪凉饮冷、生活条件艰苦、病后过多使用寒凉药物等。这些因素首先导致人体气血不足，后发展至阳虚。

阳气不足，除易使人患颈椎病、肩关节周围炎、腰椎间盘突出症、膝骨关节炎、胃痛、冠心病、慢性支气管炎、支气管哮喘、过敏性鼻炎、咽炎、感冒等病症外，还易使人精神不振、消瘦，或出现月经延后、痛经、水肿等。因此，如何进行养生调治呢？

1."节气灸"法　在冬至进九前后,行大椎、关元、神阙、命门、肾俞、足三里、涌泉等穴位进行艾条悬灸,有温阳祛寒、健脾益肾、温胃养心、补虚强壮之功。

2.饮食疗法　可选韭菜、生姜、干姜、胡椒、辣椒、羊肉、狗肉、羊腰、鸡肉、桂圆、核桃仁、红薯、花生、红枣、葡萄干等煮粥煲汤食用。药物可选人参(朝鲜红参、吉林红参、石柱参)、黄芪、熟地黄、当归、肉桂、鹿角胶、巴戟天、肉苁蓉、锁阳、海狗肾、淫羊藿、杜仲、桑寄生等中药,或补中益气汤、金匮肾气丸、十全大补膏、河车大造丸、全鹿丸等中成药进行调补。

3.运动疗法　"动能生阳",躯体运动非常重要,可选散步、慢跑、做操、太极拳、放风筝、打球等项目进行锻炼。如选晨练,时间宜在太阳出来半小时后进行。

4.泡脚疗法　可选中药当归、阳起石、艾叶、独活、防风、细辛、威灵仙等中药,先浸泡半小时,再煎煮25～30分钟,泡时取水温40℃左右,淹没脚踝部,一天泡脚2～3次,每次15～30分钟。泡时用手按摩双脚效果更佳。泡脚有补肾温阳之功效。

5.日常调护　冬日养生宜"早睡晚起",晚上不要熬夜,千万不要超过0点才睡,最好应在23点前睡。注意防寒保暖,尤其是头部、关节、颈背、腰腹、脚部的保暖。

十四、冬治失眠效更佳

冬季是养阴安神的最佳时节,此时如重视调养,对缓解失眠有利。

1. 食疗有方　防治失眠可选下列饮食疗法：①龙枣粥：龙眼肉 10 ～ 15g，大枣 5 ～ 7 枚，糯米 15g，熬粥常食。②莴笋汁：莴笋 250g，去皮切碎捣汁，炖温服，每次 1 汤匙，睡前半小时服。③瘦肉莲子羹：猪瘦肉片 250g，莲子肉 50g，熬粥常食。④香菇丝瓜豆腐煲：豆腐 5 块，香菇 30g，丝瓜 60g，油、盐、葱、姜适量，煲汤常食。⑤核桃芝麻粥：核桃仁、黑芝麻各 50g，糯米 100g，熬粥常食。⑥芡实莲子粥：芡实、莲子各 15g，糯米 100g，熬粥常食。⑦羊心莲子汤：羊心 1 具，切片，莲子 30g，炖汤常食。上述食疗方具有安神、疏肝理气、养血、滋阴降火等作用，可根据个人的饮食习惯、取材难易、偏阴阳虚实等情况具体选用。

2. 中药敷贴　冬日睡前，选中药黄连 6g，肉桂 3g，枣仁 10g；或取吴茱萸 3g，肉桂 2g，磁石 6g。共研细末，用适量米醋拌匀，置于脐部或足部涌泉穴，用伤湿止痛膏外贴，第 2 日取下，隔日 1 次。有滋阴降火、催眠安神之功效。

十五、冬治手足癣

中医称手癣为"鹅掌风"，足癣为"脚湿气"。因冬季致癣真菌处于"冬眠"时期，手足皮肤干燥，有利于药液渗入角质深层，使药效保持长久，故冬季是防治手足癣的最佳时机。

1. 饮食疗法　①茯苓大蒜粥：茯苓 30g，大蒜 2 个，粳米 100g，煮粥。②大蒜炒丝瓜：大蒜、丝瓜各 100g，炒熟。③萝卜汤：萝卜 250g，煮汤。④苦参防风粥：苦参、防风各 15g，粳米 100g，煮粥。⑤防风苦参炒丝瓜：防风 10g，苦参 30g，丝瓜 100g，炒熟。冬日常服以上食疗方，有祛风湿、清泻肺热、生津液等作用。

2. 中药外治法 选地肤子、蛇床子、苦参、黄芩（或黄柏、黄连）、土茯苓、防风（或荆芥）、川椒、木瓜、甘草、大枫子、土槿皮每次用 7～8 味，加入醋、白矾适量，水煎 30 分钟，待温时浸泡患处 20～30 分钟，每天 2 次，每剂用 3 天，15 天为 1 个疗程。亦可用达克宁软膏或者克霉唑霜、复方土槿皮软膏，白天搽于患处，配合晚上浸药液，双管齐下。

十六、耳压配合中药治疗喉喑

1. 中药 玄参 12g，金银花 15g，黄芩 9g，知母 10g，麦冬 10g，桔梗 6g，生甘草 5g，生黄芪 15g，当归尾 10g，白芍 9g。1 日 1 剂，水煎 2 次分服。

2. 耳穴 取咽喉（在耳屏内侧面上 1/2 处）、声带、肺、肾、三焦、神门穴。功效：养血和营、滋阴清热、解毒散结、利咽开音。主治：喉喑，包括急慢性喉炎、声带麻痹、声带肥厚、声带小结、声带息肉症等。先将耳郭用 75% 乙醇棉球消毒后，用自制金属棒（或火柴棒）探找出敏感点（针刺样痛），然后将事先备好的胶布（约 0.6cm×0.6cm，中间粘贴有一粒王不留行籽），用无菌的小镊子夹一块，准确贴在所取耳穴上，用指按压，先轻后重，以使得气。同时，嘱患者每日自行按压 3～6 次，每次 2～5 秒钟，以耳穴处有热、胀、麻或稍出汗感为佳。2～3 天换贴 1 次，双耳轮换，7 次为 1 个疗程。

3. 注意事项 嘱患者避免过食一切炙煿煎炒、膏粱厚味、辛辣刺激食物，忌冷饮、烟酒，不要高声谈唱，预防感冒，保持精神愉快，多饮水，早晚用食盐温开水漱口。本病的病位在咽喉，故取耳穴咽喉、声带，并为在相应部位取穴，调理局部气血，清热解毒利咽。取肺穴以清泻肺热、利咽止痛，取肾穴以滋肾水益肾阴，肺、肾两穴并用金水相生。三焦通调水道，化气输精，解郁理气。神门，止痛消炎。耳压穴位配合口服中药治疗，标本同治，收效满意。

十七、防治冻疮六法

1. 茄辣蒜洗法 取干茄子梗茎 100g，辣椒茎 60g（缺时可用干辣椒 30g），大蒜一把（约 150g），共煎水趁热浸泡患处，每日 1 次，连用 3 次。

2. 桂苏陈洗法 取桂枝、苏叶各 50g，陈皮 20g，加水 500mL，煮沸 15 分钟，去除药渣，待药液凉至 40℃左右，将患处浸入药液 15 ~ 20 分钟，每日 3 次。适于冻疮初起，红肿瘙痒，疮面未溃者。

3. 柏硝敷法 取芒硝、黄柏各适量。两药共为极细末，用时以冰水或雪水调敷患处，每日换药 1 次。冻疮未溃者，芒硝用量大于黄柏一倍；已溃破者，黄柏用量大于芒硝一倍。局部症状轻微者，可按未溃破用药比例，将黄柏煎水溶化芒硝，外洗患处。未溃破者 5 ~ 6 日为 1 个疗程，溃破者 10 ~ 11 日为 1 个疗程。

4. 芫花萸酊 取芫花 6g，红花 3g，吴茱萸 10g，浸入普通白酒或 75% 乙醇 150mL 内，1 ~ 2 周后过滤去渣备用。用时取药液外搽患处，连用 2 ～ 3 天。

5. 红灵酒 取当归、桂枝各 60g，红花、川椒、生姜各 30g，细辛 15g，冰片 10g。上药入普通白酒或 75% 乙醇 1000mL 中浸泡 7 天，纱布过滤，装瓶备用。使用时将患部洗净拭干，用药棉蘸药液涂擦局部（未溃烂者），每天 4 ～ 5 次，连用 5 ～ 7 天。

6. 当归四逆汤熏法 取当归、芍药各 20g，桂枝 15g，木通、生姜各 10g，细辛、甘草各 5g，大枣 5 枚。将上药放入适宜容器内，加水 500mL，加热煮沸（文火）后 5 分钟停火，用蒸气熏冻疮部位，待药液降至适当温度，将冻伤部位浸入带有药渣的药液内浸泡 15 ～ 20 分钟。每天 2 次。1 剂药可连续用 4 次。适用于学龄儿童的手足冻疮。

十八、防治失眠五法

失眠常表现为入眠艰难。防治失眠，可从以下几方面进行。

1. 调心理 学会自己做心理暗示。每晚躺在床上，摒弃一切杂念，平心静气，心中默念：今晚一定会睡好。平常千万勿烦恼、忧虑和抑郁。

2. 适环境 为创造一个入睡的良好环境，要注意卧室空气的清新，稍感凉意之室温，柔弱冷青色之灯光，卧具及身体的清洁，内衣裤的宽舒。

3. 食宜忌 平时常吃一些清淡、滋补和具有镇静作用的食物，如白菜、芥菜、萝卜、苦瓜、白扁豆、洋葱、黄花菜、豆腐、黑木耳、紫菜、淡菜、海带、蛤干、蚌肉、鳜鱼、甲鱼、乌鱼、鳗鱼、泥鳅、猪肚、猪脑、鸡、鸭、鸡蛋、鸭蛋、鹌鹑蛋、枇杷、苹果、梨、桃、香蕉、葡萄、西瓜、桑椹、桂圆、红枣、莲子、花生等。

4. 指压按摩法 指压百会 1 分钟，指压太阳 1 分钟，风池、足三里、三阴交用双手拇指按顺时针方向按压 36 圈，再按逆时针方向按压 36 圈。每日 1 次，7 天为 1 个疗程。

5. 注意事项 晚上不宜吃过饱；睡前要刷牙并用热水洗脚；睡前 20 分钟翻翻画报，听听轻音乐，有利于快速入睡；每天最好在同一时间上床和起床。除掉吃安眠药的习惯。

十九、感冒外治三法

感冒，俗称"伤风"，以鼻咽部症状为主要表现。中老年人常因抵抗力下降受凉而感冒。除了口服药物、注意休息外，还可采用以下的中医外治方法进行防治。

1. 艾灸疗法 选大椎、风池、合谷、外关、关元、足三里、曲池等穴，悬灸每穴 10 分钟左右，至局部皮肤潮红。每日 1 次，7 次为 1 个疗程。

2. 敷贴疗法 取麻黄、白芥子、细辛、干姜、肉桂、制附片适量，研细粉，加入适量蜂蜜或姜汁制成糊剂，每次取药糊 6g，于大椎、肺俞、膏肓、风门等穴敷贴。每次敷贴 4 小时后去掉，隔 7 日贴 1 次。过敏体质者慎用。

3. 按摩疗法 按双侧曲池、合谷，每穴约 1 分钟；推拿风池，约 1 分钟；推印堂，向上沿前额循发际至头维，再向下至太阳，反复 4 遍，每遍约半分钟；然后按印堂、太阳，每穴约半分钟；用抹法从印堂向左右至太阳穴，往返 6 遍，每遍约 8 分钟。亦可选天突、膻中、肺俞，用拇指或食指的指腹在穴位处按顺时针或逆时针方向轻轻按压，每天 2 ～ 3 次，每次 2 分钟。

二十、隔物灸治疗腱鞘炎

腱鞘炎是一种常见慢性损伤性疾病，因损伤而致腱鞘和肌腱水肿、增厚，妨碍肌腱在该骨纤维管的滑动。本病多发生于手腕部，属中医"伤筋""痹病""筋痹"范畴。腱鞘炎多因用力劳损、感受风寒湿邪所致。采用隔物灸治疗该病证，简便易行，患者无痛苦，见效快。

1. 常用穴位 列缺、阳溪、阿是穴。

2. 用法 先用酒精棉球消毒以上穴位皮肤后，在穴位上敷贴生姜片，然后把直径约 0.2cm，长约 1cm 的艾炷直立在姜片上面，粘好点燃，直至燃尽自熄。清除烟灰，再用酒精棉球轻擦患处。每日或隔日 1 次，连续 3 次为 1 个疗程。连用 1 ～ 2 个疗程。

3. 注意事项 若患者治疗后局部起泡，可擦烫伤膏，切勿碰破水疱，以免感染。治疗期间不要过度用力，勿受风寒，注意保暖。"扳机指"的患者治疗后应经常按摩和活动指关节。

4. 作用机制 列缺位于桡骨茎突上方，手腕内侧，腕横纹上 1.5 寸处，肱桡肌与拇长展肌腱之间（简易取穴法：两手虎口交叉，一手食指按在另一手桡骨茎突上，食指尖端所压处是穴），为手太阴肺经络穴，八脉交会穴，通于任脉，又为四总穴之一，灸之可调理气血、疏通经络。阳溪位于手腕上侧腕横纹两筋间凹陷中，跷起拇指凹陷更明显，系手阳明大肠经之经穴，有疏筋利节之功。阿是穴为压痛最明显处，灸之可直达病所，疏经活血，消肿止痛。隔物灸以上病变局部腧穴，借助艾火之热力，具有温经散寒、祛风通络、调和气血、除湿利关节、消肿止痛、引邪外出之功。

二十一、寒冬保养关节，从生活习惯做起

进入冬季，膝关节疼痛的患者明显增多，其中大多数患者既往就有类风湿、风湿性关节炎、骨性关节炎等老毛病，寒冷天气引起旧病复发，不少人关节出现红肿或疼痛加重。关节炎属于无菌性炎症，对温度的变化非常敏感。老年人因怕冷而居家中较多，活动少，关节处易出现黏着感。年轻女性喜欢穿靴子，着裙装，虽里面套紧身薄裤，外罩长大衣，但寒气仍会渗进关节，导致发病。保护关节要从日常生活做起，养成良好的生活习惯。不妨从以下几个方面做起。

1. 注意防寒保暖 首先要适时增添衣服保暖。外出时，要戴好帽子、手套、穿保暖性好的棉袜、棉鞋。对有膝关节炎者，最好戴上护膝，防止膝关节受凉。女性最好穿鞋底有弹性的鞋。

2. 饮食疗法 可适当多进食些含蛋白质多、热量较高的食物（尤其是体质虚弱的关节炎患者），如羊肉、牛肉、鸡肉、猪瘦肉、蹄筋等。中老年人多食些含钙食品，如牛奶、豆制品（豆浆）、虾皮等，同时多吃蔬菜、水果。

3. 运动锻炼 既要避免膝关节过度疲劳，又要进行适当

的功能锻炼，以增强肌肉韧带的力量和膝关节的稳定性，防止腿部肌肉萎缩。本着"锻炼肌肉，休息关节"的原则，可选游泳、散步等运动方式，亦可选室内运动，如床上抬腿运动，膝关节不弯曲，用大腿带动小腿。此外，还可以使用药物护膝，可选中药川芎、当归、红花、乳香、制川乌、制草乌、透骨草、细辛适量，捣成碎末，装到棉纱布袋中，一起缝在护膝内侧。做时应把药末摊薄，然后用针把护膝缝成小格状。戴上后，随着膝关节局部温度升高，药物也会慢慢变热，渗入机体，从而起到活血散寒、消肿止痛等作用。

4. 药膳疗法　可选羊肉适量（为避腥膻，可与萝卜同煮，然后去掉萝卜），加肉苁蓉、巴戟天、枸杞子、杜仲各15g，同煮，吃羊肉喝汤，有益肾温阳通经络的功效。亦可用牛肉适量（切小块），加黄酒、葱、姜，用砂锅炖烂，吃肉喝汤，有益气止渴、强筋壮骨、滋养脾胃的功效。

5. 注意事项　日常生活中要少吃辛辣刺激和生冷油腻的食物。女性不要长时间穿高跟鞋，不穿跑鞋。老年人不宜提重物，不宜爬高、爬楼梯、登山、搬重物，不蹲马步、做蹲下起立等，以免造成关节损伤。有资料显示：人体屈膝30°时，膝关节承受的压力和体重相等；屈膝60°时，膝关节所承受的压力为体重的4倍；屈膝90°时，膝关节所承受的压力是体重6倍。

二十二、寒冬养护，中医同行

冬季寒冷，气候干燥，加上粉尘、雾霾，寒气沉积，易导致呼吸道疾病、关节炎等疾病发作或加重。故冬季应采取以下一些养护措施。

1. 防寒保暖首当其冲 风寒燥邪极易通过头部，尤其是鼻腔及皮肤侵入机体，引起感冒，诱发不少疾病。冬季应尽早增添衣服，以宽松、轻便、暖和为原则，选棉布、羊毛材质为宜，若制作狗皮背心保暖性最好。颜色要深些，可增加光热的吸收量。外出时，应戴好棉帽和口罩以及耳盖、手套，穿好棉鞋。喘息性气管炎患者忌穿羽绒制品。

2. 冬令进补食为先 首先，在饮食上应保证热能的供给，补充优质蛋白质，选鸡蛋、老母鸡、老鸭、牛肉、羊肉、鱼、猪肉、猪肺、猪肚、奶类、豆类及其制品等。其次，应注意补充蔬菜水果，摄入足够的微量元素，可选甘薯、马铃薯、大白菜、萝卜、豆芽、油菜、番茄、菠菜、芹菜、香蕉、苹果等。同时，还可多吃些虾米、虾皮、芝麻酱等。调治应注意辨证选择，养阴护阳，以滋补为主。阴虚者可食用雪梨、白木耳、蜂蜜、鸭蛋等；阳虚者可食用干姜、羊肉、狗肉等；气虚者可食用栗子、鹌鹑、山药、莲子等；肾虚者可食用胡桃肉等；寒证者可食用生姜；痰热者可食用马蹄、罗汉果等；痰浊者可食用杏仁（霜）等。

3. 艾灸敷贴选"三九" 在"三九"时节，阴气鼎盛之时，先直接行艾灸或隔姜艾灸后，再以中药膏贴于胸背部腧穴及其他保健要穴，如天突、膻中、肺俞、脾俞、大椎、命门、神阙、气海、关元、足三里等穴位，亦可在以上穴位上行悬灸法。每日或隔日1次，9次为1个疗程，连续2～3个疗程。

4. 自我按摩加泡脚 寒从脚下起，可见脚保暖的重要性。

人体有许多保健要穴，如涌泉、太冲、照海、昆仑、太溪、三阴交、足三里、阳陵泉、悬钟等，可先在每个穴位上按摩1～2分钟，然后再用温水（40～50℃）或加些中草药泡脚，具有温通经络气血、祛风散寒的作用。

二十三、寒性关节痛食疗

1. 附子鸡肉汤

用料：鸡肉100g，熟附子10g，生姜15g，红枣适量。

制作：把全部用料洗净，一齐放入砂锅内，加清水适量，文火煮2～3小时，口尝汤水无麻辣感为度。随量食用。

功效：温肾逐寒，祛湿止痛。

适应证：风湿性关节炎、膝骨关节炎、类风湿关节炎等属于寒湿痹阻者。症见关节剧痛，宛如锥刺，遇寒痛增，手足厥冷，背恶寒，口不渴，舌苔白滑，脉沉紧。

注意：①熟附子属炮制之品，其毒性几乎消失，但其性燥烈，故用量不宜过多，且需久煮（最少1小时以上），至口尝无麻辣感为度。②不属寒湿关节痛者不宜饮用本汤。

2. 巴戟狗肉汤

用料：狗肉（狗骨并用）250g，巴戟天10g，肉桂2g，生姜适量。

制作：将狗肉洗净，斩块；巴戟天洗净；生姜洗净，捣烂。起油锅，下生姜和狗肉，煎炒至狗肉皮变为赤色为度，铲起，放入砂锅内；加入巴戟天、肉桂、清水适量，文火煮2～3小时，至狗肉熟烂为度，调味即可。随量食用。

功效：补肾逐寒，祛风除湿。

适应证：肥大性骨关节炎、腰肌劳损、坐骨神经痛等属于肾阳不足、风寒湿痹阻者。症见腰膝冷痛或软弱无力，劳累则加重，休息后减轻，步履乏力，舌淡胖苔白腻，脉沉迟。

二十四、好打网球易得"网球肘"，手工业者也须留意

"网球肘"，是指肱骨外上髁、桡骨头、肱桡关节滑囊处无菌性炎症，又称肱骨外上髁炎或肱桡滑囊炎，因打网球最容易损伤这个部位而得名。本病常因日常生活劳动时用力不当、时间过久，肘部负重过大，或突然跌仆外伤致使前臂伸腕肌的起点处损伤所致，多发于手工持物作业者，如家庭妇女、木工、钳工、砖瓦工、水电工、网球及羽毛球运动员等。该病一般起病缓慢，多发于一侧，以右侧多见，开始仅觉肘关节运动或劳累后出现肘外侧肌肉疼痛、酸胀无力，当握拳、伸腕或旋前臂时疼痛明显；重者可遍及整个上肢并出现握物无力，不能负重平举，甚至拧毛巾等都觉疼痛，常反复发作，严重影响人们生活。现将常用的治疗本病的几种主要方法简单介绍如下。

1. 刺灸法　取肘痛点（屈肘 90° 立掌位，桡骨小头上，距肱骨外上髁内前约 1 寸）为主，配合肘关节周围穴位针刺。用泻法，得气后留针，再加艾条悬灸，每次 30 分钟，每日 1 次，10 次为 1 个疗程。刺灸法有舒筋通络作用。

2. 电针法　取痛点阿是穴，配手三里穴，针刺后，再接电针治疗仪，选疏密波，先强刺激 10 分钟左右，后改弱刺激治疗 10～15 分钟，每日 1 次，5 次为 1 个疗程。电针发"以

动治不动"，调节肘关节周围组织的动态平衡，以达消炎镇痛、调和经络之功。

3.隔姜灸法 选痛点在其上面放置鲜姜片，用艾炷隔姜灸，每穴灸 3～5 壮，1～2 日 1 次，10 次为 1 个疗程。隔姜灸有温通气血，减少无菌炎症渗出，促进纤维组织的恢复作用。

4.穴位注射法 选醋酸氢化泼尼松针 125mg，确炎舒松 1 瓶，2% 普鲁卡因 2mL，于患侧曲池或压痛点（阿是穴）注射，3～5 天 1 次，3 次为 1 个疗程。穴位注射有抗炎、抗过敏作用，能加速止痛，促进功能恢复。

5.按摩法 先沿肱骨外上髁向前臂用㨰、按、揉法广泛舒筋活血，再用弹拨法治疗，最后用擦法（可配合应用外擦剂），擦肘外侧及前臂。

在治疗期间，一定要注意休息，半月内禁止从事腕尺偏掌屈，前臂旋前一类的活动，勿提重物，以防复发。亦可配合局部热敷、理疗、中药熏洗，外贴膏药等辅助治疗。

二十五、话说软组织损伤及治疗

软组织损伤主要是指人体的皮肤、皮下浅筋膜、皮下深筋膜、肌肉、肌腱、腱鞘韧带、关节囊、椎间盘、周围神经及血管等软组织遭受外来暴力撞击、强力扭转或牵连压迫等原因引起的损伤，可分为急性和慢性两种。它是骨伤科的常见病、多发病，属中医"筋伤"范畴。临床表现主要是疼痛、肿胀和功能障碍，甚至畸形。软组织损伤包括腰背痛、跌打损伤、急性腰扭伤、腰肌劳损等。

软组织损伤后，若不及时处理易演变成慢性，反复发作，很难根治。若失治、误治常引起挛缩、组织粘连致关节强直，肌肉萎缩，关节脱位以及骨质疏松。

本病的治疗应贯彻筋骨并重、内外兼治、急慢各异、保健与治疗结合等原则。下面简单介绍一些具体的治疗方法。

1. 手法（推拿）治疗　根据损伤的部位、轻重不同分别对待，要由专业医师来治疗。手法治疗除可调理气血，促进新陈代谢，改善局部营养，有利于炎症吸收和组织的修复外，还可缓解粘连，扩大关节活动范围，尤对慢性者较好。

2. 针刺治疗　可疏通经脉，宣散气血，祛除病邪达到阴阳平衡。对急性疼痛者较适宜，有时能收到立竿见影的止痛效果。针刺治疗配合火罐、刺络放血法使用，效果更好。

3. 温热疗法　主要选艾灸、特定电磁波治疗器（神灯）、温熨药袋等，可改善局部血管壁之通透性，促进血液循环，使局部炎症、渗出吸收，挤压症状缓解；另外，还可提高致病物缓激肽分解酶活性，起消炎、消肿、祛寒湿、减轻疼痛的作用。本法对慢性损伤、急性损伤肿胀者较适宜。

4. 电刺激疗法　主要用热磁电治疗仪、生物信息波治疗仪等。电刺激疗法不仅有改善局部疼痛及放射痛、改善机体活动功能的作用，还能促进淋巴回流，改善脱出物对神经根和硬膜囊的挤压及渗出物的化学性刺激，增强脊椎的稳定性。

5. 封闭疗法　选醋酸曲安奈德配利多卡因进行压痛点或穴位注射，有消炎止痛、促进纤维粘连松解的作用。

6.药物治疗　新伤当以活血化瘀、通络止痛为主，可选用三七粉、复方三七胶囊、跌打丸、愈伤灵胶囊、木香顺气丸等口服，配合红花油、风痛灵擦剂、伤湿止痛膏、扶他林乳胶剂外擦，或外贴狗皮膏、神农镇痛膏、奇正消痛贴等。老伤则宜养血荣脉、温经通络、化瘀祛风湿，可服些中药汤剂，或配合外敷、熏蒸（洗）等外治方法。

7.功能锻炼法　宜积极主动和被动地活动关节，以改善活动功能，尽早预防肌肉萎缩。

二十六、急性腰扭伤的常见治疗

急性腰扭伤是指腰部的肌肉筋膜、韧带或小关节因过度扭曲或牵拉所致的损伤。急性腰扭伤多为搬物姿势不正确，负荷过重，劳动时配合失误或失足跌倒，导致气血运行不畅，脉络阻塞不通，属中医"腰痛"范畴。本病的治疗方法颇多，下面介绍几种常用的治疗方法。

1.推拿（按摩）手法治疗　往往能收到立竿见影的效果，弯着腰进来，直着腰走出者不乏其人。

2.针灸治疗　可循经取穴、局部取穴以及三棱针放血后拔罐治疗，每每收效甚捷。

3.中医辨证治疗　急性腰扭伤大多属气滞血瘀证，故可服用理气化瘀、通络止痛剂，如跌打丸、复方三七胶囊、长春红药片等。

4.敷贴法　可用化瘀消肿止痛的药膏（如狗皮膏、神农镇痛膏、扶他林乳膏）或药液（红花油、风痛灵擦剂）外用。

5. 湿热敷法　用川椒、红花、艾叶、伸筋草、透骨草、木瓜、泽兰、牛膝、当归、川芎、苏木、草乌各 30g，使用时将药装入纱布袋内，置入大锅内煎熬，沸后 2 ～ 3 分钟即可将预制的薄棉垫放入浸透，绞干，乘热敷于患部，待药垫温度低于体温时方可取下，每日 2 ～ 3 次。

6. 理疗　用 TDP 治疗仪照射局部 15 ～ 30 分钟，每日 1 ～ 2 次。

7. 腰肌功能锻炼　在患者能忍受的疼痛的情况下嘱其进行腰背肌的功能锻炼。腰肌功能锻炼对促进血运，加速出血和水肿吸收，防止粘连和肌肉萎缩大有裨益。

8. 疗效不显著者　可用普鲁卡因或利多卡因加强的松龙或醋酸曲安奈德局部封闭。

9. 卧硬板床　休息 2 ～ 4 周，可减轻疼痛和肌肉痉挛。

二十七、脊髓型颈椎病的保守疗法

脊髓型颈椎病是目前颈椎病 6 种分型中最重的，亦是世界性的疑难重病。它占颈椎病的 5% ～ 10%，全世界有 450 万～ 1500 万名患者。随着白领阶层久坐（办公室）、车祸外伤等的增多，本病的发生率有大幅上升的趋势。从目前对脊髓型颈椎病的治疗来看，大部分患者可经过保守治疗达到康复，下面简单介绍一些保守疗法。

1. 药物治疗　可选抗炎、扩张血管、营养神经的药物，如用低分子右旋糖酐加盐酸川芎嗪注射液静脉点滴，可改善微循环。亦可选用益督通络汤（鹿茸、海马、菟丝子、韭菜子、人参、水蛭、全蝎、蜈蚣、赤芍）有温理奇阳、逐瘀通络之功。

2. 手法治疗　在传统推拿治疗的基础上，可选冯天有教授创立的"单（多）个椎体位移理论"指导脊柱定点旋转复位手法，其力度为传统斜扳手法的1/20，可以充分体现稳、准、轻、巧的特点。一般每周2次。手法治疗是一种极为常用而又非常有效的治疗方法，但千万不可盲目施行。

3. 牵引治疗　对牵引的时间、角度及牵引力要求比较高。牵引时间为15～20分钟，其中持续牵引时间为10～15分钟；牵引角度根据发病部位而定；牵引力可从小量开始，逐渐加大力度。牵引治疗可祛除脊髓型颈椎病动态损伤因素（即动态性椎管狭窄），解除颈部肌肉痉挛，减轻神经根水肿及椎间盘压力。尤对车祸外伤所致的脊髓型颈椎病患者疗效较好。脊髓压迫严重者不宜做，硬膜受压或脊髓轻度受压者要慎做。

4. 药灸疗法　首先用陈醋和蜂蜜，按7∶3比例适量调成1cm×4cm×10cm 的饼，置于患者督脉或夹脊穴处，然后将艾炷（长条状）放置于饼上，点火燃尽即可，每周2次。

5. 物理疗法　可选直流电药物离子导入法、超短波或超声波，每日1次，每次20分钟，10次为1个疗程。物理疗法（理疗，下同）可改善深部软组织血液循环，减轻或消除无菌性炎症，减轻痛苦，加快恢复。

6. 颈椎小关节囊封闭治疗　属辅助治疗手段，可尽快消除小关节囊无菌性炎症，增加复位椎体的稳定性，大大缩短治疗期。

二十八、简谈肩周炎的治疗

肩周炎是一种发生于肩关节囊和周围软组织的一种无菌性炎症，好发于 50 岁左右的中老年人，女性略高于男性，多见于体力劳动者。约有 4/5 的患者为特发性，找不到病因；1/5 的患者有局部创伤或常伴某些内脏疾患。本病的诱因除肩部外伤或过劳引起的慢性劳损或局部外感风寒外，还包括颈胸椎骨关节病变、睡眠姿势不良（习惯偏侧而卧）、内分泌功能紊乱、糖尿病、腹部手术、同侧手指创伤后等。肩周炎多数起病缓慢，初期为单肩或双肩关节疼痛，而渐致上臂广泛性疼痛，拿筷、持物均觉困难；若局部受凉，而急性发作，则疼痛加重，日轻夜重，难以入睡，甚至痛醒，不能向患侧侧卧，不能梳头、洗脸、扎腰带、掏口袋、穿衣、脱衣等，严重时肘关节活动也受限，屈肘时手不能碰到对侧肩部，甚至出现肌肉萎缩。出现以上症状，如治疗不及时，会影响功能活动，甚至丧失劳动能力，直接影响到工作和生活。

现将防治方法简单介绍如下。

1. 针灸疗法 以局部穴位为主，同时配合上、下肢远端的一些穴位，祛除局部的风寒湿邪，拔出瘀血，促使气血运行通畅。

2. 推拿（按摩）法 以局部疼痛为主的患者，用较轻柔的摩法和揉法治疗；以粘连、功能活动受限为主的，则采用较重的扳、拔伸、摇等法配合肩关节各功能位的运动，改善循环，促进代谢，缓解粘连，扩大关节活动范围。

3.物理疗法 超短波、红外线、特定电磁波（TDP）等可促进肩部血液循环，消除炎症和解除肌肉痉挛，从而起到镇痛作用。

4.湿热敷法 将温经散寒、舒筋通络、活血化瘀的中药装入纱布袋内，置入大锅内煎熬，沸后 2～3 分钟，即可将两条大毛巾放入浸透，取一条拧干，趁热敷于患侧肩部，再轮流更换锅中毛巾，反复热敷 40～60 分钟，每天 1 次。

5.穴位封闭疗法 选中西药物针剂，于肩周部穴位或压痛最明显处进行封闭，可使肩周局部的炎性反应和疼痛消除或减轻，加速淋巴液回流及局部血液循环。

二十九、健康刷牙每一天

为拥有洁白、美观而健康的牙齿，每个人都知道应当每日刷牙，但是究竟要选择什么样的牙刷来刷牙，如何刷牙，才能更有利于牙齿的健康，这并不是人人都知道的。应特别注意牙刷、牙膏、刷牙方法以及刷牙时间的选择。

1.牙刷的选择 选择牙刷要注意牙刷头的大小。牙刷头宜短，以 2cm 或略短一些为好。牙刷上的刷毛宜软，以便使鬃能轻轻地钻入齿间的间隙。牙刷柄宜弯曲，有利于刷到牙齿的各个角落。

2.刷牙方法 刷毛与牙面成 45°角，刷毛头指向牙龈方向，使刷毛进入龈沟，部分刷毛压于龈缘上进行左右向短距离颤动，一般 3～5 次，同时还可顺着牙缝上下刷。切忌来回横刷，因其不仅起不到清洁牙的作用，而且还会磨损牙釉质。

3. 刷牙时间 每次 3 分钟左右，每天至少早晚各 1 次。近有医学专家提出，刷牙的最佳时间应该是在进食完后 3 分钟内，因口腔内细菌分解食物残渣中的蔗糖、果糖、淀粉产生的酸性物质会腐蚀、溶解牙釉质而引起龋齿。牙刷使用后要用清水冲洗干净，放在干燥的地方。每 1 ～ 2 个月更换牙刷，或配备两把牙刷，早晚交替使用。对 10 岁以下儿童，宜选含氟牙膏，如氟化锶、氟化钠牙膏，可提高牙齿的抗龋能力，减少龋齿的发生。为提高使用牙膏的疗效，宜先将牙膏挤到牙刷上，刷几下后，将牙刷取出，此时牙膏泡沫含在嘴里，然后用手指按摩牙龈，约 2 ～ 3 分钟后再用牙刷刷牙。刷牙后，再用清水多漱口以免将牙膏泡沫吞咽进肚内。

三十、颈肩腰腿痛的防治

1. 颈椎病的治疗 颈椎病又称颈椎综合征，是颈椎骨关节炎、增生性颈椎炎、颈神经根综合征、颈椎间盘突出症的总称，是一种以退行性病理改变为基础的疾患。在我国，颈椎病患者有 5000 万～ 1.5 亿人，且每年新增患者约 100 万人。其中，神经根型颈椎病约占颈椎病的 60%。随着生活和工作方式的改变，电脑的普及，颈椎病也有年轻化趋势。那么，如何防治颈椎病呢？

（1）手法治疗：多选旋转提拉法，首先让患者主动旋转脖子，屈曲，再旋转至最大程度后，再由专科医生进行纵向提拉及其他手法，如可按摩风府、肩中俞、肩外俞、天宗、夹脊等穴。本法对神经根型颈椎病效果好。

（2）调整饮食：应注意摄取营养价值高、富含维生素的食品，如豆制品、瘦肉、谷物、海带、紫菜、木耳。尤应多食含维生素 C 的食品，如新鲜水果、蔬菜。

（3）针刺疗法：选颈夹脊穴、百会、风池、天柱、大椎、阿是穴等为主针刺。

（4）牵引治疗：可选择坐位、卧位、斜位或直立位牵引，重量由轻到重，一般为 6 ～ 8kg，以觉舒适为准，每日或隔日 1 次，每次 20 ～ 30 分钟，10 次为 1 个疗程。脊髓型颈椎病、椎管狭窄或体质太差或牵引后症状加重者，不宜做此治疗。

（5）体育疗法：功能锻炼，方法较多，如哑铃体操、徒手医疗体操、健颈操、功能锻炼操、气功、八段锦等，可选择 2 ～ 3 种坚持锻炼，每次 20 分钟，持续 1 周，间隔 1 ～ 2 天，再坚持锻炼。

2. 肩凝的治疗 肩凝是肩关节周围软组织的一种退行性、无菌性炎症性疾病，多发于中老年人，尤以 50 岁左右的人群为甚，女性多见。本病以肩关节周围酸胀伴钝痛或分裂样痛、放射样痛，且以静坐痛甚，逐渐引起肩关节活动障碍或受限，甚至出现肩周围肌肉萎缩等证候为特征的病症。本病属中医"痹病"范畴，亦称"冻结肩""漏肩风""五十肩"等。

（1）手法治疗：选擦、指按、压、弹拨等软组织舒缓手法作用于肩关节周围及肩胛区肌肉附着点，缓解肌肉紧张后，再用盂肱关节分离拨伸旋转法松解肩关节囊粘连挛缩部，最后用肩胛带松解手法松解肩胛、胸壁内在的粘连，使肩胛位移，肌肉痉挛消除。

（2）功能锻炼法：选晃肩（上身前倾 90°后旋转患侧上肢，顺时或逆时各 50 次）、上举（手指爬墙）、后伸（摸后背或擦背动作）等。

（3）穴位封闭法：选中西药物针剂，于肩周部穴位或压痛最明显处进行封闭治疗，可使肩周局部的炎性反应和疼痛消除或减轻，加速淋巴液回流及局部血液循环等。

3. 腰椎间盘突出症的治疗 腰椎间盘突出症是因腰椎间盘发生退行性变，纤维环破裂，髓核突出，刺激和压迫神经根所表现出的一种以腰痛及下肢剧烈疼痛为主的疾病，好发于 20～50 岁的青壮年。

（1）温针灸法：取腰 1 至骶 1 夹脊穴，配环跳、委中、承山、风市、阳陵泉、太溪、昆仑、三阴交、悬钟穴针刺；得气后，再点燃 6 根 4cm 长的艾条放入艾灸盒中，置于腰部夹脊穴上，温度以能耐受为度。每日 1 次，10 次为 1 个疗程，连用 2 个疗程。温针灸法有流通气血、调和阴阳、强壮真元、镇痛活络之功。

（2）三维电脑牵引法：患者俯卧，胸部固定在头胸板，臀腿部固定在臀腿板，医生把治疗计划输入电脑，通过电脑控制床体相对运动，同步完成三维方向的动作，纠正椎体间生物力的失衡。本操作可在瞬间完成（1～2 秒），可根据不同病者、不同病情，设定不同的治疗参数。

4. 膝骨关节炎的治疗 膝骨关节炎，又称增生性膝关节炎、老年性膝关节炎，是一种常见的慢性退行性关节软骨病，主要在中老年人骨骼、肌肉系统衰老、退变的过程中形成。临床表现为缓慢发展的关节疼痛、僵硬、肿大伴活动受限，严重者导致关节功能障碍。本病在 50 岁以上人群中发病率高达 85%，属中医"骨痹"范畴。中医学认为，本病以肝肾亏虚为基础，兼有脾虚、血瘀、痰湿。目前，西医多用非类固醇类消炎止痛药物治疗本病，但多因副作用明显，患者不能耐受而中止治疗。

（1）穴位注射法：可选维生素 B_1 注射液、维生素 B_{12} 注射液、当归注射液、复方丹参注射液、胎盘注射液等注射于患侧阳陵泉、阴陵泉、足三里等穴上；亦可于关节内注射玻璃酸钠，每周 1 次，每次 20mL，连续治疗 3 次。

（2）推拿手法：选理筋手法，先采用㨰、揉、捏、拿、推、拍等手法，从腹股沟至踝关节做上下按摩动作，后改用较大力量的推拿手法，以提拉、旋转松解关节周围紧张的韧带、肌肉组织及关节囊等处，每次 30～45 分钟，每日 1 次，3 周为 1 个疗程。

（3）功能锻炼：贯穿整个治疗过程，包括等张、等长、等速肌力训练，亦可自行做膝关节屈伸运动，练习跪坐、下蹲、直立弯腰压腿等动作。坚持适度的体育锻炼，较适宜的有慢跑、太极拳、快步走、骑自行车等，以周身温热微出汗为宜。锻炼时，应注意避免从事损伤关节的活动，如爬山、爬楼梯等。保持正常体重，防止过度疲劳。对病情较重者，可适当选用拐杖、助行器、轮椅等，以便减轻受累关节的负荷，亦有积极的辅助治疗作用。

三十一、看不见摸不着的疼痛

有的人外表看似强壮，却很怕冷，炎热的夏季也是如此。别人都特别热，他还瑟瑟发冷，整天腰酸背痛，浑身乏力，这就是典型的痹病。

痹病除了包括风湿性关节炎，还包括类风湿关节炎、痛风性关节炎以及其他无菌性关节炎症，比如肩周炎、网球肘、腱鞘炎，还有因受寒、劳累造成的临时性、劳损性疼痛，如腰肌劳损。这些疼痛与受风、寒、湿有关，一般在冬春季节较容易发作。但发病的最主要因素还是个人体质，一般来说体质好的人不容易得这类病，正所谓"正气存内，邪不可干"。

痹病与人体正气不足有关。风寒湿等邪气，在人体卫气虚弱时最容易侵入人体而导致患病。汗出当风、坐卧湿地、涉水冒雨等，均可使风寒湿等邪气侵入机体经络，留于关节，导致经脉气血闭阻不通，不通则痛。中医学认为痹病就是因为经络气血不通畅所导致。《黄帝内经》提到"风寒湿三气杂至，合而为痹也"，就是说痹病的成因跟风、寒、湿有关系。

如果得了痹病，除了找专科医生看以外，有时候可以做一些检查，比如抽血检查、拍片，这样诊断会比较明确。治疗上常用的是非药物疗法，比较时髦的非药物疗法有按摩、针灸、理疗。有些疾病，比如颈椎病可以做牵引，还有些可以做热敷，这些疗法也比较常用。

当然，这一类疾病最需要重视的并不是后期的治疗，而是早期的预防。只要我们预防得当，合理规范生活习惯，这一类疾病完全可以避免。

1. 夏日莫着凉 对于人的身体来说，尤其是体质较差的人，保暖这个环节很重要。平时体质不好的人，建议夏天少吹风扇，少用空调，即使使用也要在腹部等敏感、易着凉的部位做遮盖。

2. 加强营养，补充水分　在夏季，人们的睡眠、饮食都会受到影响，在这样的情况下要多进水分。因为夏天出汗比较多，有很多疼痛就是因为缺水导致的。在饮食上，应该多吃一些含钙质较多的食品，比如说骨头汤、鱼、牛奶、豆浆之类的，必要的时候可以辅助口服舒筋活血的药物或者钙片等。

3. 摆正姿势，端正体位　注意姿势很重要，一种姿势，坐、站、走的时间都不要太长，1 个小时左右就应当换一个体位。颈椎病、腰椎病患者最好睡硬板床，不要睡比较软的床，比如席梦思、绷松床之类的往下沉的床。颈椎病患者还要注意枕头的高矮、软硬度。

三十二、了解软组织损伤的治疗方法

软组织损伤系指皮肤以下骨骼之外的肌肉、韧带、筋膜、肌腱、滑膜、脂肪、关节囊等组织以及周围神经、血管的不同情况的损伤。

软组织受到外来或内在的不同致伤因素的作用，造成组织破坏和 / 或组织生理功能紊乱而导致损伤，一般分为急性损伤和慢性积累性损伤两大类。软组织损伤是骨伤科常见病、多发病，属于中医"筋伤"范畴。临床表现主要是疼痛、肿胀、瘀血和功能障碍。常见的有急性腰扭伤、四肢关节扭伤、腰肌劳损等。软组织损伤后，若不及时处理易变成慢性，常反复发作，很难根治。若失治、误治常引起肌肉挛缩、组织粘连，致关节强直、肌肉萎缩、关节脱位以及骨质疏松。

治疗应贯彻筋骨并重、内外兼治、急慢各异、保健与治疗结合的原则。

1. 手法（推拿）治疗　通过医者施行的各种手法对病者身体的一些特定部位进行一种良性的物理性刺激，以改善血液循环，调节神经、血管、淋巴、内脏的功能，使疾病症状得以缓解或者消除。手法（推拿）治疗应根据损伤的部位、轻重不同分别对待，要由专业的医师来治疗。

2. 针刺治疗　可以疏通经脉，宣散气血，解痉镇痛，祛除病邪达到阴阳平衡。针刺治疗对急性疼痛者较适宜，有时能收到立竿见影的止痛效果。若配合火罐、刺络放血法使用，效果更好。

3. 温热疗法　主要选艾灸、特定电磁波治疗器（神灯）、温熨药袋等，可改善局部血管壁之通透性，促进血液循环，使局部炎症缓解、渗出吸收。另外，温热疗法可提高致病物缓激肽分解酶活性，起到消炎、消肿、驱寒湿、减轻疼痛的作用，对慢性损伤、急性损伤肿胀者较适宜。

4. 物理疗法　将自然因子（如日光、空气、矿泉水、热砂、淤泥等）或人工方法（如声、光、电、热、磁等）作用于机体，预防和治疗疾病的方法称为物理疗法。它有消炎、镇痛、软化瘢痕、松解粘连、减少瘢痕形成、兴奋神经肌肉等作用。对软组织损伤这一类以慢性进程为主的疾病，理疗具有良好的作用。目前，医院内开展的理疗以人工方法为主，主要为直流电或药物离子导入、超短波、红外线、磁疗、中频电疗等，适用于颈肩腰背痛的治疗。其中，主要用热磁电治疗仪、生物信息波治疗仪等仪器的电刺激疗法，不仅有改善局部疼痛及放射痛，改善机体活动功能的作用，还可以促进淋巴回流，改善脱出物对神经根和硬膜囊的挤压及渗出物的化学性刺激，增强脊椎的稳定性。

5.封闭疗法 选醋酸曲安奈德配利多卡因进行压痛点或穴位注射，可以消炎止痛，消除肿胀，阻止肌紧张、肌痉挛的发生，促进纤维粘连松解及损伤处的组织修复。

6.药物疗法 新伤当活血化瘀、通络止痛为主，可选用三七粉、复方三七胶囊、跌打丸、愈伤灵胶囊、木香顺气丸等口服，配合红花油、风痛灵擦剂、伤湿止痛膏、扶他林乳胶剂外擦，或外贴狗皮膏、神农镇痛膏、奇正消痛贴等。若为老伤则宜养血荣脉、温经通络、化瘀祛风湿，可服中药汤剂，或配合外敷、熏蒸（洗）等外治方法。

7.运动疗法 因运动疗法可以改善、恢复机体的生理功能，促进损伤后软组织的再生和修复，故损伤后恰当并有针对性的运动对恢复肢体功能及治疗后维持远期疗效有着十分重要的意义。运动疗法能增强机体抗御能力，是增强体质的好方法，主要包括古代（传统）的五禽戏、八段锦、易筋经，以及现代的常用运动法，如颈、腰、肩、肘、手、腕、下肢运动疗法，器械运动疗法，祛病强身防治功法等。

三十三、类风湿关节炎的日常注意事项

1.加强锻炼，增强身体素质 经常参加体育锻炼，如做保健体操、气功、太极拳、广播体操、散步等。坚持体育锻炼的人，身体强壮，抗病能力强，很少患病，其抗御风寒湿邪侵袭的能力比一般不坚持体育锻炼者强得多。

2.避免风寒湿邪侵袭 要防止受寒、淋雨，关节处要注

意保暖，不穿湿衣、湿鞋、湿袜等。秋季气候干燥，天气转凉，要防止风寒侵袭。冬季寒风刺骨，注意保暖是最重要的。

3. 注意劳逸结合 "饮食有节，起居有常。"劳逸结合是强身保健的重要措施。临床上，有些类风湿关节炎患者病情虽然基本控制，处于疾病恢复期，但往往由于劳累而使病情加重或复发。所以要劳逸结合，活动与休息要适度。

4. 保持精神愉快 疾病的发生与发展与人的精神状态有密切的关系。保持精神愉快也是预防类风湿关节炎的一个方面。遇事要注意不可过于激动或长期闷闷不乐。要善于节制不良情绪，努力学习，积极工作，心胸开阔，生活愉快，进而使身体健康。"正气存内，邪不可干"，保持正常的心理状态，对维持机体的正常免疫功能是重要的。

5. 预防和控制感染 研究表明细菌或病毒的感染可能是诱发类风湿关节炎的因素之一，有些类风湿关节炎是在患了扁桃体炎、咽喉炎、鼻窦炎、慢性胆囊炎、龋齿等感染性疾病之后而发病的。所以，预防感染和控制体内的感染病灶也是重要的。

三十四、隆冬严寒防冻疮

冬季，许多人的手背、足跟、鼻、耳轮等处皮肤容易受冻，发生冻疮，轻则奇痒难忍，重则红肿化脓，严重影响生活、学习和工作。大家不妨从以下几个方面加以防治。

1. 防寒保暖 选布质棉鞋，鞋底宜厚，既柔软又保暖，穿透气性较好的棉线袜，及时更换干燥鞋垫。外出要戴帽子、口罩、护耳等御寒用品。

2. 加强体育锻炼 入冬后，宜进行跑步、跳绳、踢毽子等运动。在室内或不宜外出锻炼者，可选自行按摩法，按摩手、脚心、脚背、腿、臂、头面部，早晨起床前和晚上睡觉前各按一遍（约 50 下），以促进血液循环，使血不瘀滞。

3. 注意饮食营养 在食物多样化、荤素搭配不偏食的基础上，冬日宜多食用含蛋白质、脂肪、矿物质和具较高热量之食品，多食维生素 A 多的蔬菜和水果。

4. 药物预防 往年患过冻疮者，入冬后可选樟脑 12g，辣椒 45g 配 60% 乙醇 500mL 浸 1 周后，以药液搽擦患处，每日 1～2 次；或用辣椒粉 2 份，凡士林 8 份，搅匀成膏，搽于冻疮易发处。

已发冻疮后，除注意以上防护措施外，还要选用药物治疗，如当归四逆汤、维生素甲丁胶丸等口服，冻疮灵、冻疮膏、麝香虎骨膏等外用。亦可选用民间简便方法：取茄子根、茎、叶适量，煎汤趁热先熏后洗；或用蜂蜜 70mL，熟猪油 30mL 混合拌成膏，涂患处。

三十五、慢性咽炎的自我疗法

慢性咽炎主要为发生在咽部黏膜的慢性炎症，常为呼吸道慢性炎症的一部分，多见于中年人。在城市居民中，本病的发病率占咽喉疾病的 10%～20%。临床表现为自觉咽部不适，微痛，干痒，异物感，灼热感，常有干咳、恶心、干呕等症状，且早晨较轻，午后及入夜加重。治疗措施如下。

1. 饮食疗法 海带 250g，洗净，切丝，开水烫过捞出，用白糖适量拌好腌制 3 天，即可食用。每天吃 1 次，每次一小碟，连续食用15天。此法适于咽干心烦、手足心热的阴虚内热证者。患者平素可吃富含胶原蛋白和弹性蛋白的食物，如猪蹄、蹄筋、鱼类、豆类、海产品等。

2. 茶疗法

（1）养阴清肺茶：生地黄、玄参、麦冬各10g，川贝6g，薄荷3g，花茶适量。先将前四味药分别捣碎后，合入后两味，置于带盖茶杯中，用开水冲泡20～30分钟后，代茶不拘时频饮之，可反复泡饮，至味淡为度。每日1～2剂，连续5～10日。本方有养阴润肺、解毒利咽之功。

（2）参麦凉润茶：太子参、麦冬、玄参各10g，五味子6g，竹茹3g，茶叶适量。先将前四味分别捣碎后，合入后两味，置于茶杯中，以开水冲泡30～60分钟后，代茶不拘时频频含饮之，可反复泡饮，每日1～2剂，至愈为度。本方有益气养阴、生津润燥、清利咽喉之效。

3. 敷贴疗法 吴茱萸15g，研为细末用盐水调匀，敷于双足涌泉穴，包扎固定，每日换药1次。

4. 生活起居 注意休息，减少操劳，特别要注意口腔卫生，避免过度用嗓，保持室内空气流通清新，减少烟酒和粉尘刺激，纠正张口呼吸的不良习惯，忌食辛辣刺激之品。治咽炎含片不宜长期多用。

三十六、面肌痉挛的日常护理

面肌痉挛又称"面肌抽搐"，属中医学"筋急""痉证""风证"范畴，为阵发性不规则的半侧面部肌肉的不自主抽搐。本病发病原因不明，多因视力疲劳、内分泌功能紊乱、神经衰弱、精神紧张、情绪激动、局部炎症、药物中毒、风寒刺激、面神经炎后遗症等所致，男女均易患，中年以上女性多见。初期症状是眼轮匝肌间歇性抽搐，逐渐发展至面部其他肌肉，如上唇方肌、口轮匝肌、颧肌；严重者，口眼、面部肌肉一起抽动，影响谈话、发笑、饮食，常伴眼裂缩小；长期痉挛，可继发面肌萎缩。

中医认为本病多因风寒湿之邪，侵入阳明与少阳经脉，以致经气阻滞，经筋失养，或由血虚生风，肝肾不足，阴虚阳亢，上实下虚而产生的病变。治宜祛风散寒、通经活络，或补气养血止痉，或滋阴潜阳、平肝息风。

面肌痉挛患者的日常护理非常重要，要从多个方面进行有效护理，这样才能减少疾病发作，减轻患者的痛苦。

日常护理大体分为以下几点。

1. 多食用新鲜的水果、蔬菜、鱼类、豆类、粗粮，忌食辛辣刺激食物以及鸡、鹅、鲤鱼、酒、浓茶、咖啡等物。

2. 面肌痉挛患者要保持愉快的心情和充足的睡眠，劳逸适度，不能过度紧张。

3. 减少电脑、电视的使用和紫外线的刺激。

4. 洗脸不可以用冷水，避免吹风受寒，要注意头面部的保暖。

5. 可以适量增加 B 族维生素的摄入。

6. 患者每日自行按摩病侧眼睑周围、唇周、面颊部数次，积极配合医生治疗，可提高本病的治愈率。

三十七、面肌痉挛的中医疗法

面肌痉挛又称"面肌抽搐",属中医学"筋急""痉证""风证"范畴,为阵发性不规则的半侧面部肌肉的不自主抽搐。本病发病原因不明,多因视力疲劳、内分泌功能紊乱、神经衰弱、精神紧张、情绪激动、局部炎症、药物中毒、风寒刺激、面神经炎后遗症等所致,男女均易患,中年以上女性多见。初期症状是眼轮匝肌间歇性抽搐,逐渐发展至面部其他肌肉,如上唇方肌、口轮匝肌、颧肌;严重者,口眼、面部肌肉一起抽动,影响谈话、发笑、饮食,常伴眼裂缩小。长期痉挛,可继发面肌萎缩。

中医认为本病多因风寒湿之邪,侵入阳明与少阳经脉,以致经气阻滞,经筋失养,或由血虚生风,肝肾不足,阴虚阳亢,上实下虚而产生的病变。治宜祛风散寒、通经活络,或补气养血止痉,或滋阴潜阳、平肝息风。

1. 针刺疗法 以阳明经穴为主,选下关、合谷、足三里、四白、地仓、迎香、颊车、丰隆、内庭、三阴交等穴。面部宜浅刺 0.2 ~ 0.3 寸,留针 30 分钟,每隔 10 分钟行针 1 次,1 日 1 次。10 次为 1 个疗程。

2. 药物疗法 选中药止痉汤(丹参 10 ~ 30g,白芍 10 ~ 15g,葛根 10 ~ 30g,地龙 12g)、血管痉挛合剂(丹参、赤芍、车前草各 15g,汉防己、玉竹、川芎、决明子、泽泻各 10g)加减。

3. 日常调护 注意休息,保持精神愉快,加强面部保温,避免吹风受寒,忌食辛辣刺激食物及鸡、鹅、鲤鱼、酒、浓茶、咖啡等物。嘱患者每日自行按摩病侧眼睑周围、唇周、面颊部数次。

三十八、面神经炎的防与治

面神经炎又称周围性面神经麻痹，一般称为面瘫。现就本病的防治方法作一介绍。

1. 安情绪　患者要以语言、音乐、文化娱乐等调节情志，消除多疑、恐惧心理。

2. 针刺法　选风池、翳风、太阳、阳白、四白、地仓、牵正、迎香、人中、承浆、合谷、内关、足三里、悬钟、太冲等穴针刺，1 日 1 次，宜浅刺、斜刺，平补平泻法，留针 20 ～ 30 分钟，7 ～ 10 次为 1 个疗程。

3. 热敷法　准备半脸盆 55℃ 左右的热水，软毛巾一条浸入水中，拿出扭干叠成长方块，敷于患侧面及耳后部，边敷边进行向前的按摩运动，水温低了立即加温，热敷时间不少于 60 分钟，7 天为 1 个疗程。

4. 药物法　可根据病情选用中西药口服，如牵正散、秦艽牵正汤、乌药顺气散、蜈蚣矫正饮、大活络丹、小活络丹、玉圣散、大秦艽汤、补阳还五汤、天麻丸、蜈蝎胶囊、杞菊地黄丸、太极通天口服液、复方丹参片、维生素 B_1、维生素 C、地巴唑、烟酸、强的松、抗生素等。

5. 按摩法　以患者自我按摩为主，每天早晚各做 1 次，每次 15 ～ 20 分钟。面部按摩分五处进行。①自印堂穴始向外上方沿眉弓上约 1.5cm 处自内向外弧形按摩，经阳白穴至太阳穴外止。②从眼内眦下方起沿鼻唇沟向下向外经颧骨下方直达耳屏听宫穴止。③自口角起向外经地仓、颊车穴至耳垂下方。④自颈后风池穴起沿颈椎两侧垂直向下至第七颈椎两旁。⑤按摩双侧合谷穴。

6. 食宜忌 饮食宜清淡素食为主，多吃新鲜蔬菜、水果、豆制品，少食肥腻煎炸和辛辣发物，忌饮浓茶、酒类、咖啡以及生冷饮料等。

三十九、面痛应及时镇痛

通常人们所称的面痛，在医学上叫三叉神经痛，又称偏头风或颜面神经痛。三叉神经痛为三叉神经分布区的一种发作性、短暂剧烈疼痛，多发于40岁以上的中老年人，女性多见。

本病一般由受寒、牙痛、情绪变化、疲劳，邻近器官炎性病灶对三叉神经的慢性刺激，以及动脉硬化导致半月神经节供血不足引起。表现为半侧眼眶及面颊部或鼻旁、耳前、口齿呈阵发性、闪电样、刀割撕裂样、电（烧）灼样剧痛，每次持续数秒或数分钟，有的持续时间更长，每月可发作10多次，夜间睡眠时一般不发作，但严重时亦会使患者于睡眠中痛醒。本病于上唇正中有"扳机点"，触之即发，面部的机械刺激（如说话、吞咽、咀嚼、进食、喝水、洗脸、刷牙、剃须等）均可诱发疼痛。发作厉害时，可见肌肉抽搐、流泪、流涕、流涎，患者常不停吸气、咬牙或用手揉擦面部，或口含冷水，以减轻疼痛。病程日久者可见眉毛、胡须脱落，面部皮肤过敏（粗糙）。中医学认为本病由于风毒热邪外袭阳明经脉，经络气血阻滞不通，或肝胃实热上冲，或虚火上炎等所致。治宜疏风通络、活血镇痛。发现面痛，应及时上医院就诊治疗。如延误治疗，不仅复发率高，药物疗效差，还将影响全身状况。

四十、气管炎患者的冬季自我护养

冬季，寒湿侵袭。由于受寒冷恶劣气候的影响，许多气管炎患者忧心忡忡，惧怕受寒感冒，诱发旧病。这时，若注意自己的衣食住行，防寒保暖，对控制或减少疾病发作，平稳过冬大有裨益。

1. 预防感冒，早睡晚起 冬日气温低，气候干燥，人们的皮肤此时处于收敛状态，大部分血液集中到皮肤深层和肌肉组织里，因而皮肤的保护能力大大减弱。气管炎患者抗病能力降低，一遇到冷刺激，极易引起感冒，诱发气管炎。要预防感冒需尽早增加衣物，以宽松、轻便、暖和为原则，选棉布、羊毛材质为宜，若制作狗皮背心保暖性最好。颜色深的衣物可增加光热的吸收量。外出时，应戴好棉帽和口罩、耳盖、手套，穿好棉鞋。喘息性气管炎患者，忌穿羽绒制品。冬日昼短夜长，日光照射少，宜早睡晚起，保证足够的睡眠。盖被宜选厚实、柔软的棉织物，垫被以棉垫为宜。电热毯可用，但不宜长时使用。

2. 适时进补，防止复发 数九寒冬，是进补的最好季节。冬季进补应以健脾补肾、养肺固表为原则。在注意食物清淡、多吃新鲜蔬菜和豆制品、瘦肉、蛋、鱼的基础上，选吃药食兼备的食物，如梨、橘子、莲子、大枣、核桃、白木耳、百合等，还可选吃蜂蜜、牛奶等。这些食物易于消化，并能补充各种营养物质，可以增加热量，促进代谢，抵抗寒冷侵袭，提高机体的细胞活力。

气管炎患者在预防、治疗及康复过程中要注意忌食发物，如海鲜贝壳（含黄鱼、带鱼、鲤鱼、虾、蟹、螺蛳）及公鸡、羊肉、狗肉、竹笋、荞麦、芥菜等，此外，肥厚油腻、浓烈调味（盐、味精、醋）、辛辣刺激和烟、酒、浓茶等，也要控制摄入。

同时，要避免接触有毒、有害物质，坚持做呼吸操和适当的户外活动，让呼吸道适应寒冷，提高整体的耐寒能力。

四十一、前列腺肥大的简便防治法

前列腺肥大，是中老年男性的常见病，属中医"癃闭""淋证"范畴。防治前列腺肥大的方法较多，如中草药、西药、针灸、按摩、外治（坐浴、外敷）、穴位注射、导尿、手术、放射治疗、食疗，等等。现仅谈谈简便易取之法如下。

1. 慎起居 生活要有规律，注意劳逸结合，坐时不宜太久，以免影响会阴部血液循环，性生活勿过于频繁，但不宜相距时间过长，亦不宜性交中断、强忍精出，或频繁手淫，造成腺体充血，加重症状。

2. 忌用药 忌用阿托品、山莨菪碱、东莨菪碱、普鲁本因等平滑肌解痉药，多虑平等三环类抗忧郁药，苯海拉明、异丙嗪、扑尔敏等抗过敏药，以及麻黄碱、肾上腺素、吗啡、美加明等，以免影响膀胱逼尿肌及膀胱括约肌的功能。

3. 食宜忌 平素食宜清淡，多吃营养丰富、清热利湿、散结通窍之食物，如海带、冬瓜、茅根、鲜藕、茯苓、赤小豆、鲫鱼、甲鱼、墨鱼、泥鳅、鸭子、木耳、蒜头、丝瓜等。忌食辛辣醇酒、油腻厚味、酸咸太过之食物。

4. 行按摩，用艾灸　以横摩法按摩小腹、下腹，揉命门、关元、气海、中极穴，按三阴交、足三里 5～10 分钟，1 天 1 次或 1～2 周 1 次，用力不可过大。腰骶及下腹部穴、关元、足三里穴可行艾灸。

5. 注意事项　预防感冒，防止大便用力，适当活动，会阴部需保暖，多饮水，促进代谢，使尿量增多，以增内冲洗作用。

四十二、秋季慎防颈腰病

炎热的夏天，大家免不了吹空调、电扇，洗冷水澡，睡地板，吃冷饮等。这些生活习惯虽给人们带来了凉爽，但也给风寒入侵肩、腰、膝关节创造了良机。尤其是老年人，本来就存在骨关节的退化，加上气血不足、缺钙等，一到秋天，就出现了颈腰部疼痛、四肢麻木等症状。因此，日常生活中应多做些防护措施，谨防颈腰痛的发生。

注意防寒保暖，及时增添衣服，尤其是早晚间。多喝水，防秋燥，饮食上可吃些鸭梨、银耳、蜂蜜、芝麻、豆浆、藕、薏米、花生、沙参、猪蹄、乌鸡、鸭蛋、菠菜等，以体现中医"秋冬养阴"的原则。

运动疗法：早餐或晚饭半小时后，腰部做顺时针方向旋转 50 次，也可选择在平地上倒走 30～50m，有平衡腰椎、增强腰肌力量的功能。在锻炼过程中，注意预防运动损伤，千万不要过度运动，更不能跌倒。

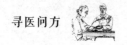

四十三、热敷肩关节，巧治肩周炎

取羌活、防风、威灵仙、细辛各 30g，鸡血藤、白芷各 12g，红花、乳香、川乌、草乌各 15g，秦艽、全当归各 12g，将上述药用纱布包裹后置于锅中，加水 900mL，煎 45 分钟，然后文火加热使药液保持在 70℃，用两条毛巾折成条形，置于药汁中浸透，然后拧干，待温度在 40℃时，两条毛巾轮换，热敷患处，共热敷 30 ～ 40 分钟，每日 1 ～ 2 次，14 日为 1 个疗程，使用 7 日后停 2 日。本法在夏季 7 ～ 8 月份使用最佳，1 年治疗 1 个疗程。

另外，鼓励患者做上肢活动较多的运动，如摇臂运动、甩手运动、体后拉手运动、上肢爬墙锻炼等。

四十四、热砖外踏疗法治足跟痛

足跟痛，又称跟痛症、后足底病症，农民多见，属中医"痹病"范畴，多由寒湿凝滞、经脉瘀阻，或外伤劳损、血瘀气滞所致。本症治疗方法不少，赣南农村在 19 世纪 80 年代以前，都知道使用热砖外踏法治疗。现简单介绍如下。

将一块青砖（红砖亦可）放入火中焚烧至微红时取下，放地上，再把事先备好的新草鞋（旧的，未破损者亦可）一只（浸过童便后）铺于砖上，此时可见热气蒸腾，将病足踏于草鞋上，马上将脚抬起，当即痛减，甚至疼痛消除。新病者一般 1 次可愈。久病者，隔 1 周后再按上法使用，2 ～ 3 次可痊愈。其作用机制为借砖块之热力，童便之透皮能力，可直达病所，经络得热则气血流畅，而寒去痛止。现代医学认为，此法可使局部血管扩张，血流加快，改善局部血液循环，从而消除炎症，去瘀消肿而获效。孕妇、高血压、心脏病者忌用此法。对骨质增生引起的足跟痛，非一二次可愈。

四十五、人老了都会有关节病

俗话说，人老先老腿。在 50～60 岁的人群中，患骨性关节炎者超过半数。这是因为人到中年后，活动减少，代谢失常，软骨基质中的重要物质开始流失，造成软骨保水性能降低，关节腔滑液形成减少，软骨组织失去保护，发生摩擦、炎症、增生、肿胀、疼痛等，甚至发生关节变形、丧失功能。70 岁以上的老人，100% 会有退行性骨关节病，只不过症状轻重不同。

1. 预防骨关节病最好做到以下五个方面 ①控制体重，必要时科学减肥。人越来越胖，关节负担过重导致关节老化，体重下降后能够防止或减轻关节的损害，有助于疾病的治疗。②要避免长时间站立以及长时间行走，因为这会增加关节负担，加速关节的退化。③及时和妥善治疗关节外伤、感染、代谢异常、骨质疏松等疾病。④坚持适量的体育锻炼。因为有规律的运动可以通过增强肌肉、肌腱和韧带的支持作用来加强对关节的保护。我们不提倡老人为了锻炼关节，刻意去爬山、登楼梯，这会加剧关节的退化。要知道，爱护关节就是要合理使用关节。⑤在天气寒冷、气温变化时，要注意关节的保暖，因为关节受凉也是诱发骨关节病的原因。

2. 早治疗可以延缓发病进程 很多老年患者得了骨关节病，不愿吃药，不愿手术治疗，这是误区。治疗的基本目的是缓解症状、改善功能、延缓进程及矫正畸形、改善患者的生活质量。早点明确诊断、对症用药可以缓解症状，延缓发病进程。患者也可采用中医局部敷贴法，选制川乌、制草乌、乳香、没药、川芎、杜仲、牛膝、细辛、桂枝、伸筋草、透骨草、络石藤、威灵仙、徐长卿等研成粉末，以高粱酒调成糊状，敷于压痛点上，就可以达到早期治疗的目的。只有到了晚期，才需要采用人工关节置换等手术方法彻底解决骨性关节炎。同时，患者也不要惧怕手术，微创技术在关节手术中已经全面应用了。

四十六、如何防治颈椎病

颈椎病是中老年人的常见病、多发病。本病多由颈椎骨质增生、外伤、劳损、枕头高度不当、睡眠姿势不当、工作姿势不良、长时间单一姿势、代谢（钙、磷、激素）失调、精神因素等导致颈椎生理曲线改变和颈椎间盘、关节、韧带等组织退变压迫相邻的神经根、脊髓、椎动脉和交感神经等而出现的一系列症状，故称"颈椎综合征"，属中医"痹病""脖颈伤筋"范畴。颈椎病在我国的发病率为15%左右，具有较高的致残率。

预防治疗颈椎病的方法很多，现主要从以下几个方面做些简单介绍。

1. 防发作 坐姿宜自然，端坐时胸保持正直，头略微前倾，眼和桌面保持33cm左右的距离，避免久坐，最好不要超过1小时，同时避免风寒等侵入。

2. 行锻炼 常做跨步、扩胸、转头等运动，可增强全身功能，改善骨关节、肌肉和韧带的血液循环及代谢，延缓骨关节等组织的退行性变。

3. 牵引法 神经根受压迫进行颈椎牵引的效果比较好。牵引重量可逐渐增加，但一般不超过 8kg。太轻达不到目的，效果不好；太重则易造成颈椎脱位及颈部软组织损伤。

4. 选枕头 睡觉时，宜选自己立起来的拳头高度的枕头。这个高度正好符合人体卧床时颈椎的生理屈度。人站立时，颈椎有向前的生理弧度，故躺下之后枕头过高，不能保持颈椎的正常弧度，则会加重颈椎负担，易落枕，影响睡眠。枕头过低，会使头部充血，易造成眼睑和颜面浮肿，打鼾。枕头过高或过低日久，久而久之还会造成颈部挺直或反张，加重颈椎病。

5. 按摩（推拿）法 按摩可以促进颈椎，尤其是骨质增生部位的血液循环，加速局部组织的新陈代谢，减少不良因素对神经的刺激，从而达到减轻或缓解疼痛的目的。但要注意，手法不宜过重，过重的手法会加重组织的损伤，破坏局部的血液循环，使疼痛加重。

6. 针灸法 选局部阿是穴或相关穴位针刺，或加艾灸、火罐、梅花针叩打等，可舒筋活络、行气止痛、祛风寒湿、活血化瘀、通利关节。

7. 理疗法 包括红外线、神灯（TDP）、超声波、药物离子导入、电脉冲、热磁电、生物信息波等治疗，可温通经络、软坚散结，消除痉挛、粘连、控制骨质增生。

8. 药物治疗 可适当服用一些镇痛类药物，如消炎痛、扶他林、芬必得、新癀片、强力天麻杜仲丸、复方三七胶囊、

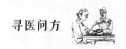

六味地黄丸等，或外搽风痛灵、外贴神农镇痛膏等。

四十七、如何治疗肩周炎

肩关节周围炎（肩周炎）是关节周围软组织的一种退行性、无菌性炎症性疾病，属中医"痹病"范畴，亦称"肩凝"或"漏肩风""冻结肩""五十肩"等。本病多发于中老年人，尤以 50 岁左右者为甚。临床上，本病治疗方法较多，现简单介绍如下。

1. 按摩（推拿）法 多选用擦、推、点、按、拿、扳、拨伸、摇、抖、搓等法，有舒筋活血、通络止痛、松解粘连、滑利关节等作用。

2. 针灸法 以循经取穴与远端取穴为主，毫针配合艾灸、火罐等，有舒筋通络、止痛的作用。

3. 理疗法 可选超声波、（超）短波、半导体激光、中频电疗、红外线、特定电磁波等，可促进肩部血液循环，消除炎症和解除肌肉痉挛，从而达到止痛目的。

4. 药物疗法 可选新癀片、追风透骨丸、强力天麻杜仲丸等。

5. 中药湿热敷法 选祛风散寒、舒筋活血类的中草药，先将药加水煎熬沸后，再将毛巾放入，浸透拧干，趁热敷于患肩，每次 40 ～ 60 分钟，每天 1 次。

6. 关节腔内（或穴位）封闭法 有松解粘连、缓解疼痛、恢复关节功能的作用。

7. 功能锻炼法 选摇肩、下蹲、甩手、颈后交叉等运动。

8. 运动疗法 选徒手操、器械操运动法，可有效防止关节活动障碍和肌肉萎缩。

四十八、神经衰弱的康复医疗

神经衰弱在临床上有以下五组症状：一是衰弱症状，如精神疲乏、注意力不集中、记忆力减退、工作或学习效率降低等；二是兴奋症状，无论学习还是工作，一用脑就会引起精神兴奋，对光线、声音敏感等；三是情绪症状，如易发脾气或烦恼、焦急、忧愁、恐惧、悲伤、失望等；四是紧张性疼痛，如头痛、全身痛等；五是睡眠障碍，如轻者入睡困难，或时睡时醒，多梦，重者通宵不眠。其中情绪紧张、不安与睡眠不佳交互，形成恶性循环，出现头晕目眩、食少、恶心、精神不振，并伴有耳鸣、胸闷、心慌、健忘等症。

神经衰弱的患者尽管到处求医，服用各种各样的药物，但效果却很难达到满意的程度。下面主要介绍几种康复医疗中的非药物疗法。

1. 养成良好的生活习惯，科学用脑，劳逸结合。保证充足的睡眠时间，青壮年每天 8 小时左右，老年人每天 5～6 小时。俗话说得好：睡眠胜似医疗。睡眠是神经系统的"镇静剂"，心情舒畅，心胸宽广，乐观豁达，充分发挥意识、精神、心理对人体自身生理功能的能动作用。

2. 饮食疗法，可选药粥（选龙眼肉、红枣、茯苓、百合、何首乌、桑椹、柏子仁 1～2 种配粳米、蜂蜜或红糖煮粥）、药茶（合欢花、大枣或酸枣仁、益智仁配绿茶开水冲泡）食用。

3. 水果疗法，适当吃些香蕉（含羟色胺，可调摄情绪）、糖类食品（如巧克力有安慰作用，使人心情愉快）。

4.娱乐疗法又称艺术疗法。它包括阳刚性（如跳舞、唱歌、体育郊游）和阴柔性（如音乐、书画、垂钓、下棋等）二种，均有舒肝解郁功能。但前者作用较强，适于实证和青壮年；后者作用较弱，适于虚证和老年患者。

5.体育锻炼对于神经衰弱患者来说，具有特殊的功能。可据各自具体情况选择太极拳、散步、慢跑、游泳、骑自行车、球类等运动中的一二项进行锻炼。通过耗氧运动而达消除坏心情，增强体质，促进大脑功能恢复，改善睡眠的作用。

6.避免烟酒和其他刺激性饮料和食物的摄入，有助于预防或消除疾病。

四十九、防治颈椎病的常用方法

颈椎病是中老年人的常见病，属中医"痹病""脖颈伤筋"范畴。临床表现为头痛、头晕，活动受限，肩背部沉重变硬，上肢无力，手指麻木，皮肤感觉减退等症状。

防治颈椎病的方法很多，现从以下几个方面做些简单介绍。

1.防发作 要防止劳损发生，做好劳动、运动前的准备活动。从事伏案（如会计、写作、编校、打字等）工作时，要有正确的坐姿，避免过度劳累（如长时间低头、仰头、歪头）。防止颈肩部受风寒，纠正不适的枕头和睡眠姿势。

2.行锻炼 运动可改善关节、肌肉和韧带的血液循环和代谢，延缓骨关节等组织的退行性变。

（1）**低头仰头**：坐位、站位均可，双手叉腰，先低头看地，闭口使下颌尽量紧贴前胸，停留片刻，然后头颈仰起，两眼看天，停留片刻，反复进行，以不难受为度。

（2）**左右旋转**：坐、站位均可，头颈先向左环绕3次，然后再向右环绕3次，左右交替旋转数次。频率宜慢、稳，以不感头晕为度。

（3）**手抱颈与项争力（抱颈后伸）**：两手十指交叉，上举屈肘，用手掌搂抱颈项部，用力向前，头颈用力向后伸，使两力相抗，随着呼吸有节奏地进行，每次5～10分钟，每隔30～60分钟可进行一次，适合在工作和阅读间歇中进行。

（4）**飞燕点水**：俯卧床上，两臂平放于身体两侧，双腿伸直，头和上、下肢同时用力向上挺起，上、下肢要伸直，不要屈曲。

3.药枕法　通过卧枕药枕，药气可通过呼吸进入体内及由头部诸穴透入肌腠，深入脏腑，缓慢而持久地发挥药效。药枕法属中医"闻香治病"的外治方法。

五十、天寒怕冷，应对有方

有些人一到冬天，夜里睡觉时总是手脚冰凉，怎么也睡不着，去医院检查却一切正常。这种现象称为"怕冷症"。患者除了平时加强体育锻炼，注意保暖，在饮食上多吃些热性食品外，还可采取以下措施来应对。

1.睡前洗澡、泡脚　将身体充分浸泡在浴盆里，不仅催人入眠，还可舒缓疲劳的神经。亦可在睡前泡泡脚，还可做双脚冷热交替浴。双脚冷热交替浴的具体方法是：准备两个水可淹没到小腿肚子的铁桶，一个放入 42～43℃ 的热水，另一个放入冷水，先将双脚泡在热水中约 3 分钟，然后泡在冷水中 30 秒，反复这样做六七次。这样可以不断扩张和收缩血管，锻炼血管平滑肌运动的功能。连续 1 个星期后，就会感到症状好转。如长期坚持，可改善体质。

2. 中药疗法 可选干姜、肉桂、熟附子、淫羊藿、鹿茸等温脾、补肾、壮阳药物组成的方剂服用，尤其适合年老体弱、阳虚怕冷者。平时畏寒易感冒者，可用人参、黄芪、当归、陈皮、升麻、柴胡、白术、炙甘草、防风、干姜等，可益气助阳，增强免疫功能。

3. 中医食疗 ①用党参适量煎煮取汁，加入蜂蜜熬成膏，每次取 10g，早上配一枚核桃，晚上配两颗红枣，服用 1 个月，可治各种虚证（气虚、血虚、肺虚、脾虚）。②用当归 10g，枸杞子 15g，桂圆 10g，羊肉 500g，生姜少量，炖熟后饮汤吃肉，有滋阴壮阳、补益心脾之效。

五十一、天热话洗澡

夏日气候炎热，人们易出汗，一个人每天的出汗量为 500～1000mL。出汗不仅是人体散热的一种方式，而且是人体排泄废料（包括一些盐类、尿素和有机物等）的一个途径。经皮肤排泄的废物在汗液失去水分后便会堆积体表，若不及时清除，就会在皮肤上形成污垢，堵塞毛孔和皮脂腺，使皮肤干燥肮脏，尤其在夏日，更令人感到黏腻不适，此外，还会很容易引起痤疮、汗斑、体癣、疮疖、痱子等疾病。为消除人体皮肤上的污垢，保持皮肤清洁，使皮肤上的毛孔、汗腺保持通畅，促进人体的血液循环和新陈代谢，消除人的疲劳，不妨科学地讲究洗澡。

洗澡应注意水温、时间、姿势和清洁剂的选择。一般来讲，可选凉水浴（水温不超过 20℃）。凉水浴不但能避免洗澡时再出汗，还能使人神经兴奋，精神爽快，洗后头脑常有清新之感。但凉水浴在去皮脂、镇静、减轻心血管负担、止痛等方面不如温水浴。

温水浴（水温在 34～36℃），除适于健康人外，尤其适宜高血压、神经衰弱、失眠、各种神经痛、关节运动障碍、偏瘫、消化不良的患者。温水浴时间的长短，应根据水温而异。一般来说，水温高时，洗的时间宜短，5～10 分钟；水温接近人体体温，时间宜长，20 分钟左右。多数人喜欢淋浴。淋浴既清洁卫生，又可避免滴虫、真菌等传播，女性尤其适宜。

洗澡用的皮肤清洁剂，宜选用香药皂，洗涤污秽，以起到消毒杀菌、止痒、润肤、防治痱子、狐臭等皮肤疾患的作用。为保护皮肤，使肌体免遭病原体侵袭，不必每次洗澡都用皮肤清洁剂。刚出汗（2 分钟内）、饭前、饭后 30 分钟内均不宜洗澡。在温水浴时，若发生头晕现象，宜用冷水洗脚，可促进恢复。

五十二、温熨法治疗肩周炎

1.药物 三七、血竭、土鳖虫各30g，生大黄、桃仁、红花、泽兰、当归尾、骨碎补、秦艽、防风、桂枝、川芎、桑枝、姜黄、羌活、艾叶各50g。

2. 用法　将上药切碎后用白酒或 50% 乙醇 3000mL，浸泡 3 个月或更长时间，取药渣用布袋分装包好，每袋约 250g，放入锅内清水煮沸 15 ～ 20 分钟后捞起略挤干，以不滴水为宜，再用干布包裹趁热在患处来回熨烫，冷却后再更换。每日 1 次，每次 30 分钟左右，10 日为 1 个疗程，连续 1 ～ 2 个疗程。

温熨法系中医学传统外治法之一，有药物治疗和物理治疗的双重作用。其药理作用就是将中草药加热后直接熨烫于患处，迫使药力渗透皮肉筋骨，通透关节，逐层传里，起到活血化瘀、消肿止痛、软坚散结、松解粘连的作用，从而达到关节功能康复的目的。

五十三、夏季的衣食住行

夏日，选穿浅色或白色衣服，对于防晒、防暑极为有利。因服装颜色实际是衣料织物对太阳光中 7 种色谱反射情况在人们视神经上的反映。全部反射的为白色，大部分反射的为浅色，全部吸收而无反射的呈黑色。

夏日，日照时间长。古养生法谓：宜晚睡早起。夜晚睡眠时间短，这时午睡显得非常重要，它能避暑、消疲，调节体内各种生理功能，消除神经系统疲劳，但午睡亦不宜太长，应因人、因情、因工作条件而异。

夏日，在门、窗上最好选挂竹帘为宜。竹帘质地坚挺利滑，色泽净素，给人以天然纯朴的亲切感，且价格便宜。竹帘的透光性和透气性都特别好。曳下竹帘可遮掩视线，调节光照，隔蚊通风，防热保暖，看上去亦落落大方，实为不可多得的艺术装饰品。

夏日，汗出多，睡眠不足，普遍胃口差，干饭难咽，早晚餐宜选米粥进食，若在粥中加进花生、赤小豆、红枣、绿豆、冬瓜、莲子、山药、薏米任选一味煮，有增进食欲、补肾强身、防暑解毒、利尿润肤等保健作用。

夏日，人们仍少不了扇子。这时传统的扇子（如油纸扇、棕叶扇、鹅毛扇）可派上用场。它可拂暑、避尘、遮日、驱蚊、逐蝇。

夏日，人们喜欢进食清淡，如冬瓜、黄瓜、丝瓜、苦瓜、甜瓜、香瓜、梨瓜、菜瓜、西红柿、空心菜、茄子、辣椒、南瓜、莲藕、四季豆、豆角、白菜、绿豆芽等，均可交替食用。这些蔬菜吃法繁多，凉拌、煮汤、炒食均宜，其中部分瓜蔬还可生食。它们含有多种维生素和粗纤维，有清热解暑、生津止渴、健胃消食、消肿利尿、润肠通便等功效。

夏日，人体水分流失多，易体乏、口干。若在茶余饭后，进食些水果，如西瓜、荔枝、李子、杨梅、桃、葡萄、香蕉、苹果，既可解除上述症状，还可代冷饮用。

夏日，外出时易中暑，出门远行时应随身备些人丹、十滴水、藿香正气水、清凉油、风油精、六一散等防暑药物。如步行则需戴草帽或太阳帽，或打伞遮阳护体，以避免强烈的太阳光直射人体。

五十四、穴位贴药加艾灸治疗支气管炎

1.敷贴穴位　天突、肺俞（双）、大椎、定喘（双）、膻中、身柱、肾俞（双）、脾俞（双），合并肺气肿加膈俞

（双），合并肺心病加心俞（双）。

2.药物 白芥子 30g，甘遂 30g，细辛 15g，延胡索 10g，白芷 10g，冰片 5g，共研细末备用，用时以鲜生姜汁或麝香风湿油少许调和，做成梧桐籽大小的药丸。

3.敷贴方法 用 75% 乙醇棉球消毒，然后用艾条在穴位上施灸至皮肤潮红，再把药丸放在穴位上，用胶布固定。成人贴 8～10 小时，小儿贴 3～4 小时揭下。

4.敷贴时间 每年初伏、中伏、末伏的第 1～3 天，各敷贴 1 次，3 年为 1 个疗程。一般 1 个疗程即可取得较满意的效果。如敷贴药时，患者感到后背、前胸有发热感，心中感到很轻松者，疗效较好。

敷贴期间忌生冷，烟、酒、糖、醋、虾、蟹及大荤等物，避免冷水浴、剧烈活动，避免接触与支气管炎发作有关的不良刺激和气味，保持心情舒畅。敷贴后若起泡，可刺破，外用龙胆紫或京万红烫伤膏即可。

五十五、腰椎间盘突出症的治疗误区

1.迷信某一种治疗方法 腰突治疗方法很多，分非手术治疗及手术治疗两种。每一类方法中又有很多具体的方法，每一种具体方法都有其适应证和禁忌证。如推拿按摩能解除腰臀部肌肉痉挛，拉宽椎间隙，降低盘内压力，增加椎间盘外压力，调节后关节，松解粘连，促使受损伤的神经根恢复功能，但对中央型腰椎间盘突出者不宜用。故没有哪一种方法可以俱全独揽。临床上应根据具体病情，由医生来选择适宜的治疗方案。

2. 认为治不好而放弃治疗 腰突多数由腰椎向后突出的椎间盘压迫脊髓和神经根，而出现腰腿放射性疼痛的症状，在感受外邪（风寒湿）、劳损（急慢性劳损、扭伤）时尤易复发，且治疗过程较长。某些患者对治疗失去信心，但如经过严格正规治疗，95% 的患者是可以稳定病情的。

3. 重影像学检查结果 CT、MRI 等设备为腰椎间盘突出症的诊断提供了直接依据，但假阴性、假阳性有时亦会出现，影响诊断的准确性。故应结合病因、疼痛的部位、性质、程度、发作特点，腰部外形，步态，活动度等多方面因素加以综合分析与判断，不可仅以影像学检查结果作为诊断的唯一依据。

4. 选择手术多顾虑 许多患者一旦诊断为腰突后，往往都想保守治疗而不想手术。他们认为手术花钱多，担忧手术后会遗下后遗症。盲目手术和拒绝手术均不可取。一般来说，膨出型、凸起型及经骨突出型无须手术治疗；而破裂型（突出物大，压迫症状严重者）、游离型患者常需手术治疗才能痊愈。

5. 擅自使用止痛剂 腰腿痛时，很多人习惯用芬必得、扶他林等止痛剂，殊不知这种做法非常不安全，使用止痛药可能会掩盖或加重病情。对腰腿痛较剧者，应在医生的指导下选用止痛剂。

6. 频繁更换治疗方法 一些腰突患者治病心切，治疗一两天，症状不见好转，就急于更换其他方法。其实，任何治疗方法发挥作用都需要一段时间，一般 10～15 天才会有效果。随意更换治疗方法会适得其反，不仅多花金钱，而且可

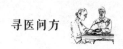

能损伤机体，造成不良后果。

7. 稍有好转就停止治疗　一些腰突患者，常依症状而治疗，即疼痛发作重时，急于治疗，稍有好转就停下。这种做法很容易造成治疗不彻底而使腰突复发，久而久之，转为慢性，给治疗带来很多困难。

8. 长期饮用酒　适量饮酒，尤其是活血通络类药酒，可以暂时缓解或减轻麻木、疼痛的症状，减少腰突患者的痛苦。但此法只能作为权宜之计，万万不可长期饮酒，图一时之快。长期饮酒容易延误病情，甚至造成股骨头坏死。

五十六、腰腿痛的自我保健法

腰腿痛是一组常见症状，可由多种疾病引起，如腰椎间盘突出症、急性腰扭伤、腰肌劳损、腰椎骨关节病等。上述各类腰腿痛患者，若在医生诊治的同时，配合自我保养治疗，则效果更佳。其方法如下。

1. 防止过度劳累，避免意外损伤　腰椎作为人体运动的中心，承担体重的 60%，尤其是第 4 腰椎至第 1 骶椎负重最多。若过劳、损伤，轻则造成腰肌、韧带、关节的劳损，重则引起椎间盘突出。

2. 防止风寒、潮湿的侵袭　工作、学习的环境要干燥、温暖，不要安睡在潮湿寒冷的地上，淋雨后要及时更换衣服。剧烈活动和出汗后不要立即冲冷水澡。尤其在寒热交接之际，夜间睡眠时，勿将腰部裸露受凉。

3. 采用正确的姿势　在任何活动中，都需注意姿势的正确。如扛抬重物时，腰一定要挺起，起身时要靠下肢用力。

坐位时，一定要胸部挺直，使腰部能靠在椅子上，双脚踏实不要悬空。这样不仅省时省力，减少人体骨关节、肌肉韧带的磨损，又可避免不良姿势造成的损伤。纠正不良姿势很有必要，如双膝伸直，仅弯腰搬取重物则很容易引起腰部损伤和椎间盘突出。防止长时间的单一姿势。如久坐，椎间盘和棘间韧带长时间处于一种紧张僵持状态，日久就会腰背疼痛僵硬，不能俯仰和转身。久坐会使骨盆和骶髂关节长时间负重，腰部缺少活动，易气滞血瘀，影响下肢血液循环，出现两腿麻木等。久立则伤骨，久行则伤筋。任何一种姿势，时间过久，都会造成相关肌肉、韧带的劳损和关节的损伤。因而，要注意不断更换姿势，或在其间做一些有益的活动，如工间操、课间操等。

4.睡硬板软垫床 在木板床上加一个5～10cm厚的软垫，可集硬板床和沙发弹簧床二者的优点于一体，既柔软舒适，利于肌肉放松，又不过度改变脊柱的生理曲度。

5.使用腰围 腰围的规格要与自己腰的长短和粗细相适应。上缘须达肋下缘，下缘到臀裂以下，腰围的后侧不宜过分前凸，以平坦或略向前凸为宜。腰围虽不减少重力，但可起到限制活动和保护腰椎的作用，可减轻肌肉的劳损，缓解韧带的张力，有利于组织的恢复和创伤的愈合。使用腰围期间，要配合做腰背肌锻炼，以防止或减轻腰肌的萎缩。腰围不宜长久佩戴，一般使用时间为3～6周。

6.饮食有节 要防肥胖，减轻体重，给腰椎减少额外负担。房室应有度，因为"腰为肾之府""肾主骨生髓"，若房事过度，必然有损于肾腰骨。应少进烟酒。有学者发现，嗜烟酒者，腰痛发病率较高。

7. 加强锻炼，有病早治　平时注意结合自己的特点和条件，做些必要的体育锻炼，如跑步、散步、打太极拳、练八段锦、练气功等，此外还有挺腹伸髋等功能锻炼，均可增强体质，增强人体的灵活性、反应性和腰部肌肉、韧带的耐受性。如腰部扭伤或挫伤，要及时彻底治疗，防止病延。

8. 自我按摩　用双手掌推擦腰部两侧和腰骶部，由上向下做30～50次；用双手指按揉两侧臀肌，由上到下由前向后各部按揉30～50次；然后对患腿后侧、外侧的肌肉进行连续按摩推拿，由上至下直至踝部，各部按摩20～30次，痛点处应适当加强刺激；最后用手掌推擦两脚掌、背、内、外，至四面发热为止。

五十七、腰椎骨质增生的治疗

腰椎骨质增生是中老年人的常见病。其发病原因与关节长期、慢性的磨损，过重的劳动及过度剧烈的运动，内分泌（性激素水平）的变化，体内钙的缺乏，外伤等有关系。

预防治疗腰椎骨质增生方法较多，现进行介绍。

1. 防发作　要防止风寒、潮湿的侵袭；在任何活动中都应采用正确的姿势，防止过劳；避免重体力劳动及剧烈运动；使用硬板软垫床；饮食有节，使用腰围；加强锻炼。

2. 离子导入　利用骨质增生电疗机，在电场的作用下，将复方中药离子垂直导入病变部位，形成"离子堆"，经过软组织充分吸收，达到活血化瘀、软坚散结、抗炎镇痛、抑制骨质增生的目的。

3. 针灸　选阿是穴、夹脊穴为主，配合肾俞、环跳、大肠俞、委中、承山、阳陵泉、昆仑、绝骨、足三里等穴，针上可加灸，1 日 1 次，10 次为 1 个疗程。

4. 按摩　注意按摩手法不宜过重，应与其他治疗方法（如针灸、理疗、体育锻炼等）综合应用，此外还应坚持一段时间，不可半途而废。

5. 药疗　选六味地黄丸、壮腰健肾丸、腰痛丸、壮骨关节丸、大活络丸、益肾蠲痹丸、风湿液、骨刺消痛液、国公酒、独活寄生汤、复元活血汤、四妙散、三七粉等口服；选红花油、黑鬼油、跌打万花油、麝香风湿油、骨友灵擦剂、骨质灵擦剂等外擦；选伤湿止痛膏、麝香壮骨膏、奇正消痛贴等外用。

五十八、药物鞋垫疗跟痛

人们日常穿鞋，喜放鞋垫，若要舒适，宜选棉布料叠加麻线订打而成者。假如在加工制作时，添上中药制成药物鞋垫，垫于鞋跟或贴肉穿之，有温通经络、散瘀止痛、祛风除湿等作用，可治跟痛症。现将加工制作方法介绍如下。

选川芎 15g，生草乌 5g，血竭 2g，冰片 4g，樟脑 4g；或威灵仙 10g，细辛 10g，肉桂 4g，冰片 6g。上药共研细末，用三层纱布缝成与鞋大小相符的布袋，然后把头发少许与上药相混，放入布袋中封口，厚度 0.3～0.5cm，垫于鞋内，3～7 日更换 1 次药粉，亦可洒上少许酒精以保持湿度。1 个月为 1 个疗程。

使用药物鞋垫，为什么能治疗跟痛症呢？因为人的足底有很多穴位分布，如涌泉、内太冲、安眠等，经络中足少阴肾经斜走足心，肾与膀胱、肝、心包等经脉相连，穿着此鞋垫来刺激脚底穴位，可调节各脏腑气血功能，平衡阴阳，而使症状得到改善。经常穿着药物鞋垫，不仅可治疗跟痛症，对腰椎病、风湿病亦有好处。

五十九、预防近视要从娃娃抓起

近视眼是由于先天或后天因素造成的。要想远离近视，重在搞好预防。

1.注意视力卫生，阅读和写字时，眼睛与书本注意保持30cm的距离，并保持正确的姿势。改善学习环境，注意光线均匀、柔和，以及室内充足的照明。不要在强光下、躺着或在汽车上看书。

2.学习或写字1～2小时后远眺青葱碧绿的大自然景色。

3.坚持做眼保健操，每日3～4次。做前要洗手，以防手中细菌入眼，引起沙眼、红眼病等。

4.点眼药水。对青少年假性近视，通过点眼药水，一部分人的视力可恢复。常用药物有夏天无眼药水、珍视明滴眼液、1% 地巴唑眼药水、2% 烟酸眼药水、丹参眼药水、红花眼药水。以上药物任选一种，每日3次。

5.其他注意方面。忌伏案午睡，因它会压迫眼球，使眼压增高，损害视力。忌领带或衬衫领口扎得过紧，会殃及视力。看电视时，电视机需放置在光线较柔和的角落，高度要适当。最好坐在屏幕的正前方，如坐在旁侧，观察角不应小于45°。看电视时，在屋子里开一盏柔和的小灯或红色的灯

泡，不易使眼睛疲劳。看电视的时间不能太长，特别是青少年，以 1 ～ 2 小时为宜。

六十、支气管哮喘的防与治

支气管哮喘简称哮喘，是由多种过敏因素或非过敏因素作用于机体，引起机体可逆性支气管平滑肌痉挛、黏膜充血水肿和黏液分泌增多等病理变化，临床表现以发作性呼气性呼吸困难、双肺布满哮鸣音为特征的一种呼吸道疾病。

1. 支气管哮喘的防治措施

（1）避免过敏原：吸入性过敏原（如各种花粉，蟑螂、螨虫等动物的分泌物及其皮屑），食入性过敏原（如日常食物中的鱼、虾、蟹、蛋、奶、牛肉、蘑菇等），刺激性食物中的辣椒、芥末和酒类，以及青霉素、阿司匹林等半抗原、非半抗原药物，均可诱发支气管哮喘发作，故应避免接触或进食上述物品、食品、药品。

（2）防治上呼吸道感染：上呼吸道感染可诱发哮喘发作，增加哮喘的发作次数，使一般性哮喘发展为持续性哮喘，导致呼吸衰竭、呼吸性酸中毒及肺性脑病等并发症等，故应注意防寒保暖，一旦出现早期感冒症状，应立即到医院进行综合治疗，如抗菌、抗病毒、抗过敏及止咳化痰平喘等，把感冒"消灭"在萌芽状态，避免和控制哮喘发作。

（3）调理饮食：饮食宜清淡，宜温热，少食多餐，细嚼慢咽，忌食过饱，忌肥腻、过冷、过咸、过甜的食物。尤其对食入性哮喘患者，则应仔细分辨自己对何种食物过敏，如对鱼、虾、蟹、蛋、奶、牛肉、蘑菇等过敏者，应绝对避免再食，可进食白菜、芥菜、空心菜、豆瓣菜、黄瓜、青瓜等新鲜蔬菜及猪肉、鸡肉、鸭肉、兔肉等异体蛋白与人体蛋白差异相对较少、过敏发生率相对较低的食物。

2. 治疗方法

（1）中药疗法：哮喘偏肺虚者选玉屏风散或生脉散加减，偏脾虚者用六君子汤或参苓白术散加减，偏肾虚者用金匮肾气丸或七味都气丸加减，偏肺肾两虚者用补肺汤加减，偏肾阳不足之虚喘者用参蛤散加减。

（2）敷贴疗法：可选白芥子、延胡索各21g，甘遂、细辛各12g，共研细末，用生姜汁调成膏饼状备用。三伏天贴于肺俞、心俞、膈俞上，每次贴4～6小时，每个伏贴1次，连续3年。

（3）伏灸法：选梅花针在心俞、肺俞、定喘、大椎等穴上敲击后，再以0.6cm厚的姜片贴在穴位上，将艾炷（如枣核大）放其上，进行熏灸，灸3壮，初伏开始，3日1次，以皮肤红润不起泡为度，连用3个月。

（4）耳压法：用0.25cm^{2}的胶布黏附王不留行籽1粒，贴压于耳穴双肺、气管、内鼻、肾上腺和敏感点，夏日（7～8月）施行，隔日1次，两耳交替，10次为1个疗程，连续2～3个疗程。

3. 保持精神愉快　诱发或加剧哮喘的心理障碍以愤怒、恐惧、抑郁和焦虑等不良情绪为多见。故应保持精神愉快，注意调整心态，克服悲观焦虑等不良情绪，树立哮喘可以治疗、可以控制的信心。天晴时，可多晒太阳，遇上阴雨天多开日光灯模拟日光照射，可调节神经内分泌功能，避免哮喘发作。

六十一、中药敷贴外治骨关节病

随着年龄的增长，人体内的阳气逐渐衰退，机体的防御功能减弱，骨关节的退行性老化逐渐加重，加之风寒湿邪侵袭人体，骨关节就会出现疼痛、肿胀、麻木、活动不利、畏寒怕冷、喜温喜热的症状。这类疾病包括颈椎病、膝骨关节炎、腰椎间盘突出症、类风湿关节炎、肩周炎、网球肘、腰（椎）管狭窄等。

1. 局部敷贴法　选制川乌、制草乌、乳香、没药、川芎、杜仲、牛膝、细辛、桂枝、伸筋草、透骨草、络石藤、威灵仙、徐长卿等各适量研成粉末，以高粱酒调成糊状，敷于压痛点（病灶）上。于初、中、末伏的第 1～3 天内敷贴，每次贴 4～6 小时，连续治疗 3～5 年。此疗法有壮骨强筋、舒经通络、温经散寒、活血止痛的功效。

2. 注意　过敏体质者不宜敷贴。

六十二、中医外治脊柱相关疾病

脊柱相关疾病是指由于脊柱肌力不平衡而致脊柱力学失衡，骨关节轻度移位，直接或间接刺激、压迫其周围血管、骨髓和神经，引起相应的器官出现临床症状和体征。

与脊柱相关疾病有关的各系统疾病非常多，如颈源性高血压和低血压、颈源性耳鸣、颈源性眩晕、颈源性头痛、颈源性腰腿痛、颈源性视力障碍、脊椎源性类冠心病、颈源性脊柱侧弯、胸源性（胸椎后关节紊乱）糖尿病、颈源性腹泻、胃病、慢性哮喘等等。脊柱相关疾病治疗方法多种多样，现主要介绍以下几种较常用的中医外治方法。

1. 整脊手法　包括松解手法、整复手法和整理手法等。该疗法是以骨盆为基座，脊柱为轴心，将移位的关节复正，消除肌肉和结缔组织的紧张和僵硬，恢复人体力学平衡。如利用短杠杆微调的原理，用高速、窄幅和具有方向性的力量，把脊柱错位的关节向正确的位置推去，恢复关节的活动能力及脊椎排列的正确位置，减轻错位关节周围的软组织紧绷的程度，以及舒缓神经受到的压迫和不正常的刺激，使脊柱与中枢神经系统发挥正常的功能，放松肌肉，解除痉挛，促进血液循环。

2. 温针疗法　依据中医经络理论，选足太阳膀胱经及四肢的腧穴若干，进行针刺，然后用艾条悬灸，有调整改善脊椎内外环境、消除和缓解肌紧张、消除痹痛的作用。

3. 物理疗法　以热疗为主，如短波、红外线、超声波、磁热振、特定电磁波及中西药物导入等，有改善人体血液循环、缓解肌肉痉挛、消炎镇痛、促进再生等治疗作用。

4. 牵引疗法　可增大椎间隙和椎间孔，牵开小关节间隙，解除滑膜嵌顿，纠正椎体的侧倾、旋转、滑脱及后关节的错位，缓解肌痉挛和关节囊紧张及神经根的粘连，改变神经根与压迫物之间的位置关系，减轻神经根受压，在颈椎牵引还可使扭曲于横突孔间的椎动脉得以伸直舒展，使后纵韧带绷紧，有助于椎间盘复位。

六十三、中医针灸正"歪嘴"

周围性面神经麻痹，又称面神经炎，还可以症状、病机等命名而称为"口眼歪斜""口僻""面瘫""中风"等。本病病因较为复杂，但大多数与劳累、受风寒湿邪气相关。中医治疗本病多采用针灸、按摩、理疗、穴位敷贴、中药口服等方法。笔者数十年来运用针灸、理疗等综合手段治疗过许多面瘫患者，将患者的"歪嘴"扶正，重归正常的生活和工作。

一般情况下，初期以针刺健侧颜面腧穴为主，如地仓、翳风、风池、四白、颊车、迎香、太阳、牵正等穴，配以患侧列缺、合谷、足三里、悬钟、太冲等，每日1次，留针45分钟，头面部穴加艾灸或神灯照射。4～5日后，针刺患侧颜面部穴。艾灸、神灯照射贯穿于治疗的全过程，意在加强经络感传，提升面部温度，缩短治疗时间，可取得较佳疗效。电针的应用在发病10余日后较好。

针刺治疗时，一般采用轻刺激手法，这在急性期尤为重要。急性期1周内患者有可能出现病情加重的情况，这是病情发展的一个自然过程，而非针刺所致，患者不必紧张，继续配合医生治疗。

对于面瘫的中药治疗，可选牵正散、补阳还五汤等加减。药用白附子、白芷、僵蚕、地龙、黄芪、鸡血藤、牛蒡子、川芎、红花、当归、天麻、丹参、甘草、泽泻等。这些中药必须在有经验的中医师指导下使用。

对于难治性面瘫，在前面治疗方法的基础上，可用重灸，如选百会灸、热敏灸等。对于陈旧性面瘫可加梅花针叩刺太阳、鱼腰、四白、下关、颧髎、地仓、迎香、颊车等重点穴位，亦可行隔姜灸。孕妇面瘫多选艾灸、耳压法。小儿面瘫可针刺翳风、阳白、颊车、合谷、外关、足三里等穴，另加艾灸、推拿。

大量临床实践证实，针灸治疗本病疗效确切，目前运用针灸治疗面瘫已成为一种普遍使用的方法。

六十四、中医治疗"面疼"效果好

人们通常说的"面疼"，在医学上叫三叉神经痛，又称偏头风或颜面神经痛。本病多发于40岁以上的女性。发病原因一般为受寒、牙痛、情绪变化、疲劳、邻近器官炎性病灶对三叉神经进行慢性刺激，以及动脉硬化影响半月神经节供血不足所致。表现为半侧眼眶及面颊部或鼻旁、耳前、口齿呈阵发性、闪电样、刀割撕裂样、电（烧）灼样剧痛，每次持续数秒或数分钟，有的甚至更长，间歇期无明显不适。本病每月可发作10多次，夜间睡眠时一般不发作，但严重时会从睡眠中痛醒。本病于鼻翼下方的上唇正中有"扳机点"，触之即发，面部的机械刺激，如说话、吞咽、咀嚼、进食、喝水、洗脸、刷牙、剃须等，均可诱发疼痛。发作厉害时，可见肌肉反射性抽搐、流泪、流涕、流涎，患者常不停吸气、咬牙，或用手揉擦面部，或口含冷水，以减轻疼痛。若病程日久可使眉毛、胡须脱落，面部皮肤过敏（粗糙）。中医学认为本病由风毒热之邪外袭阳明经脉，经络气血阻滞不通，或肝胃实热上冲，或虚火上炎等所致，治宜疏风通络、活血镇痛。发现三叉神经痛，应及时上医院就诊治疗。如延误，不仅复发率高，药物不易控制，而且将影响全身状况。常用的几种治疗方法如下。

1.针刺疗法　以针刺特定穴和阿是穴为主，或取远近结合的配穴法治疗。

2.电针疗法　在针刺取穴时，加用电针治疗仪，宜低频连续波，频率200次/分，大小以能耐受为度，留针30分钟，每日1次，10次为1个疗程。电针能使神经粗纤维兴奋，"闸门关闭"，阻止疼痛信息传递，达到镇痛作用。电针疗法适用于急性发作时。

3.穴位注射法　选普鲁卡因、维生素B_{12}、维生素B_1、复方丹参注射液等在相关穴位注射，选3～4穴，每穴注射0.5mL，每日或隔日1次。穴位注射能缩短疗程，巩固疗效，减少复发。

4.TDP照射法　在上述穴位处照射，每次30分钟左右，每日1～2次，10～15次为1个疗程。TDP照射法可提高机体免疫功能，调整机体代谢，改善微循环，加速组织修复，加速炎症区域产物及代谢产物的吸收，减轻或解除疼痛。

本病患者注意勿过操劳，避免精神刺激，防风寒，慎起居，勿食辛辣刺激性食物。如发现有感觉障碍、口眼歪斜、颈部肿块等则需作进一步检查，以摒除继发性三叉神经痛。

六十五、中医治疗尿失禁

尿失禁是老年女性常见疾病之一，以压力性尿失禁

（SUI）最为多见。女性尿失禁患病率为 10%～40%，其中约一半为 SUI。临床主要表现为腰酸，会阴部有下坠感，腹胀，腹痛不适，在咳嗽、打喷嚏时尿液溢出，易反复发作。肥胖、喝碳酸盐饮料、喝咖啡、吸烟和经阴道分娩是诱发本病（SUI）的危险因素；另外，停经、雌激素丧失、利尿药的使用、尿路感染、既往妇科手术、中风、充血性心力衰竭也易并发 SUI。

1. 针刺疗法　选中极、子宫、尺泽、太渊、百会、阴陵泉、蠡沟、太溪。治疗时，患者先排空小便，再行针刺，快速进针至相应深度，平补平泻法，得气为度。留针 30 分钟，每隔 10 分钟行针 1 次，隔日 1 次。女性经期暂停治疗。本法有补肾健脾、营养冲任、固摄膀胱之效。

2. 龟甲灸　取生龟甲 1 只（内置 100～150g 食盐），置于神阙穴，在食盐上放置底面直径为 5cm 的圆锥形大艾炷，每次 1 壮，隔日 1 次。龟甲下放置一块无菌纱布或棉手帕，当局部灼热刺痛时，可缓慢移动龟甲，每次约灸 1 小时。本法有补肺、健脾、益肾纳气的功效。

3. 盆底肌锻炼　做缩肛运动，每次缩 5 秒后放松，反复进行 15 分钟，每日 3 次；同时训练排尿时停顿或减缓尿流；尿失禁诱发动作如咳嗽、提物前收缩盆底肌。

六十六、中医治疗颞下颌关节紊乱综合征

颞下颌关节紊乱综合征又称颞下颌关节弹痛症，系口腔科常见病，好发于 20～40 岁的青壮年。本病发病与神经精神因素有关，此外关节发育不对称，单侧咀嚼，进餐时用力

过猛，突然咬碎坚硬食物，张口过大、过久，夜间入睡后磨牙，寒冷侵袭，关节韧带损伤，关节囊或关节盘的附着组织松弛等亦可诱发本病。

中医学认为，本病与风寒湿关系甚大，风为百病之长，与寒湿相结侵入肌表，上窜牙关，致使筋脉拘紧，络脉不通，气血凝滞而发，故属"痹病"范畴。

目前采用的治疗方法如下。

1.耳压法 选对屏尖（位于对耳屏的尖端，即平喘与腮腺之间）、神门。用75%乙醇消毒耳部后，用自制金属探棒圆头在穴位周围按压，测得敏感点后，在原处轻轻加压，该处即留下压痕，然后将粘有王不留行籽的胶布对准压痕贴上，医者用手指按压，先轻后重，以使得气，同时嘱咐患者每日自行按压3～6次，每次2～5分钟，以耳穴处有热、胀、麻，稍出汗为佳。2～3日换贴1次，双耳轮换，3次为1个疗程。

2.针刺加"神灯"照射法 选风池、头维、耳门、上关、下关、颊车、合谷、阿是穴。上穴均取患侧，用平补平泻法，留针30分钟。颜面部腧穴加"神灯"（特定电磁波治疗器，亦称TDP）照射，灯距腧穴30～40cm，每次20～30分钟。5～10次为1个疗程。治疗期间避免寒冷刺激、过度疲劳、情感郁结，纠正不良咀嚼习惯。

3.穴位推拿法 选患侧太阳、耳门、下关、上关、听宫、听会、颊车、合谷、阿是穴。令患者仰卧于治疗床上，医者用大拇指或中指点揉上述各穴，时间为10～15分钟，以透热为度；然后，令患者做张口和闭口运动，医者一手点揉患侧颞下颌关节处，另一手托下颌协助患者完成张口和闭口运动，反复5～10遍。1日1次，5～7次为1个疗程。同时，可配合艾条悬灸或热敷患处。对病程长、恢复较慢者，可配服中药黄芪赤风汤、活血通脉片、复方丹参片、新癀片等。

六十七、周围性面神经麻痹的针疗

周围性面神经麻痹，多由络脉空虚，风寒、风热之邪乘虚侵袭面部经络、筋脉（主要是阳明经、少阳经、太阳经），以致气血阻滞，经筋失于濡养，肌肉纵缓不收所致。临床治法多样，现仅选笔者常用方法介绍如下。

1. 耳压按摩法 用自制耳穴探棒（或火柴棒）圆头在耳上选面颊、眼周围按压，测得敏感点后，轻轻加压，在该处留下压痕，然后将粘有王不留行籽的胶布对准压痕贴上，嘱患者每日按压3～5次，每次3～4分钟。以耳穴处有热胀感为佳，2～3天换贴1次，双耳轮换，4次为1个疗程，并嘱患者每日自行按摩患侧眼睑周围（眉头、眉梢、太阳穴）、唇角部、颊部（地仓、颊车、迎香穴）数次。

2. 针刺加电磁波法 选风池、牵正、地仓、翳风、太阳、四白、迎香、合谷、内关。发病4天之内，取健侧穴，用泻法；发病4天以后，取患侧穴，用平补平泻法，留针30分钟。颜面部腧穴（主要是地仓、牵正、迎香）可加电磁波治疗器（神灯）照射30分钟，7次为1个疗程。治疗期间，禁食鸡、鹅、鲤鱼及其他辛辣刺激物，禁饮酒，避免吹风受寒，若逢冬春季节治疗完毕后最好戴口罩。急性期间可配合颜面部热敷。

3.针刺艾灸法　以牵正、地仓为主，配以翳风、太阳、阳白、迎香、人中、合谷、足三里，每天针灸 1 次，每次留针 20 ～ 30 分钟，7 ～ 10 次为 1 个疗程，休息 3 天，进行下一疗程直至病愈。艾灸以地仓、牵正、翳风、足三里为主。对年龄大、体质差、恢复较慢者，可配服中药四物汤、牵正散、天麻丸、复方丹参片等口服。

六十八、竹管疗法治疗颈椎病

1.竹管的制作　取过冬后的干燥毛竹，制成大小不同的竹筒，口径在 2 ～ 6cm，竹管长度一般为 10 ～ 12cm，每管必须一端有节（封口），一端无节，形成筒状，去掉竹外厚皮，管壁厚度一般为 0.2cm，管口径磨平滑。

2.药液的配制　取艾叶、防风、麻黄、木瓜、川椒、羌活、独活、苍术、苏木、红花、川芎、土鳖虫、海桐皮、透骨草、桃仁、千年健、威灵仙、乳香、没药各 12g，生姜 250g，将药入布袋置铝（铁）锅内，加水适量，浸一段时间后煮沸 1 ～ 2 小时取出布袋，得药液 5000mL 左右待用。一般每剂药可连续用 5 ～ 6 日。

3.常用穴位　以风池、大杼、风门、颈夹脊、阿是穴为主穴，天宗、肩井、肩髃、曲池等为配穴。

4.操作　将药液在锅内煮沸，再根据施治部位的大小选择竹管，然后放入锅内，煮 3 ～ 5 分钟，夹出后抹干，趁热迅速扣于施治部位的俞穴上。每次选 3 ～ 4 个穴位，时间持续 15 分钟。局部皮肤出现瘀血或充血者为佳。隔日 1 次，10 次为 1 个疗程。休息 1 周后可进行下一疗程。

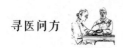

竹管疗法集管内负压、温热刺激、药物作用于一体，作用体表的腧穴上，使患部的功能恢复正常，三管齐下，从而促进了疾病的好转或痊愈。

六十九、自我预防脊椎病

脊椎病是人体颈、胸、腰、骶、尾部位脊柱损伤、功能紊乱所导致的病症的总称。本病的主要临床表现为颈部、胸背部、腰部疼痛，甚至牵连引发下肢疼痛，每当工作与学习紧张、过累或天气变化时均可加重症状。近年来，该病的发病率越来越高，年龄越来越小，症状越来越复杂，但绝大多数患者没有手术的必要，保养、防护加食疗，即可有效防治脊椎病。

1. 避免肥胖　肥胖会给脊椎带来过大的负荷，同时由于腹肌松弛而不能起到对脊柱的支撑作用，会迫使脊柱发生变形。

2. 学会放松　紧张可使血中激素增多，促使腰椎间盘肿大而导致腰痛。所以，心情愉快也是防治脊椎病的良方。

3. 矫正坐姿　坐立时，若身体向前弯曲，则会使腰背部的神经和肌肉受到牵拉而引起疼痛。所以，坐立时尽量使背部紧靠椅背，以使腰部肌肉得以放松和休息。写写停停，向后伸腰，也是预防腰痛的好方法。

4. 睡硬板床　如果你正在腰痛，不妨从席梦思等舒适的软床上下来，把毯子铺在地板上，睡上一周。当然，如有硬板床则更好。

5. 选择合适的运动　游泳是增强腰背肌力量的有效运动，

对颈肩痛、腰膝关节痛都有很好的疗效。但是，跳水、打棒球、打高尔夫球或做体操却有增加腰痛的危险。收缩腹肌、伸展腰肌以及散步、摇动腰部和骑自行车，都能防止和减轻腰痛。

第二章 药物治疗、验方、食疗

一、"高原宝物"红景天

红景天属于景天科红景天属植物，主要生长在我国西藏、新疆、甘肃和吉林的高山上。它的藏药名叫扫罗玛布尔，藏医将它与藏红花、雪莲花并称为"吉祥三宝"。

清代藏医学家帝玛尔·丹增彭措著作的《晶珠本草》记载：红景天活血清肺、止咳退烧、止痛，用于治疗肺炎、气管炎、身体虚弱、全身乏力、胸闷、难于透气、嘴唇和手心发紫。《四部医典》亦载其"善润肺、能补肾、理气、养血"。《西藏常用中草药》介绍其具有清热、止带下的功效，主治咳血、肺炎咳嗽、妇女白带等病症。《中国药典》亦认为其是益气活血、通脉平喘的良药。现代药理学研究表明，红景天具有抗氧化、抗缺氧的功效。下面介绍红景天的一些临床应用。

1. 将红景天研成粗末，直接加开水冲泡，亦可加入蜂蜜当茶饮用，可用于预防高原反应，治疗慢性支气管炎、肺热咳嗽。

2. 取红景天 3g，三七 3g，茶叶 1g，用开水冲泡水，可防治心脑血管病。

3. 取红景天 3g，决明子 15g，山楂 15g，陈皮 3g，一起放入锅中，煮沸后再煮 20 分钟，当茶饮用，可防治高脂血症、脂肪肝等。

4. 取红景天 3g，黄芪 12g，生晒参 3g，红枣 5 枚，加水煎煮 15 分钟，当茶饮用，参和枣煎煮后可嚼服，可防治慢性疲劳综合征。

5. 取红景天，配十全大补汤，再加补骨脂、益智仁、杜仲、狗脊、山茱萸等药浸酒，每日适量饮用，适用于肺肾不足之喘促短气、自汗盗汗、形寒肢冷、咳嗽痰多等病症。

6. 取红景天 9g，黄芪 30g，陈皮 5g，大枣 10 枚，猪排骨 500g，将药材洗净，排骨焯水，全部放入煲锅，加入适量清水，大火烧开后改用小火煮 2 个小时，吃排骨及枣，喝汤，适用于冠心病及病后体虚者。

7. 取红景天 3g，生晒参 5g，黄精 9g，麦冬 6g，五味子 3g，陈皮 3g，加入鸡、鸭或鸽子炖食，适用于日常肺的保健。

二、"滋阴圣品"话石斛

石斛自古被称为"滋阴圣品"，深受医家和患者喜爱。中医学认为，石斛味甘，性微寒，入肺、胃、肾经，具有滋养胃阴、生津液等功效，常与麦冬、沙参、生地黄等中药配伍。现代研究表明，石斛能抑菌、消除炎症、促进胃肠蠕动、帮助肠排空。在临床上，本品常有以下应用。

1. 养阴　特别适宜于阴虚体质或阴虚病证者的调养滋补，症见舌红、口干、咽痛、失眠、盗汗疲乏、小便短赤、大便干结等。

2. 清热　善于清胃火，临床可治疗口腔溃疡、口臭、牙龈出血、胃脘隐痛、似饥非饥、口咽干燥等。

3.养肝 石斛有清肝火、养肝阴、明眼目的功效，对小儿近视、青年视疲劳、中老年花眼等有防治作用。对于当今看手机、用电脑时间过长的人群，配用石斛，能收到较好疗效。

4.滋阴润燥 经常熬夜、夜生活过度、烟酒过多、嗜食辛辣厚味的人容易导致阴液过耗、内生火热而出现心烦、失眠、喉间痰黏难以咳出等症，可使用石斛。

5.生津液 慢性咽喉炎、慢性咳嗽、焦虑失眠、慢性胃炎、糖尿病、干燥综合征、肿瘤放化疗后等，都会出现阴津损伤的现象，用石斛甚为对症。咽干舌燥者，可配伍西洋参、麦冬；声音嘶哑者，配伍乌梅、木蝴蝶；兼气短、乏力者，配伍人参须、黄精。糖尿病患者出现口干舌燥，可取石斛150g，天花粉、西洋参、葛根各100g，将诸药烘干，研成药粉，每次取6g，开水冲服，早晚各服用1次。阴虚阳亢的血压偏高者出现头目眩晕，取石斛15g，决明子6g，石决明20g，桑寄生15g，水煎服，分早、晚2次服用，每日1剂。

石斛不仅是一味中药，还是常见的保健滋补品。石斛的用法很多，可煎煮代茶饮用。由于石斛的有效成分难以析出，干品宜先煎久煎，时间在3个小时以上为好。可取一壶，让小火煨着，边饮边添加，似普洱茶煮法，作为消闲品尝；亦可做药膳，取人参1支，新鲜石斛30g，枸杞子15g，陈皮9g，鸽子1只，煲熟后食鸽子肉喝汤。

三、八味洗方疗损伤

1.组方 樟脑、大黄、伸筋藤、苍术、薄荷、黄柏、大活血、红花各 10g。

2.用法 先将上药置于搪瓷盆或铁锅中，加水适量（2000～3000mL），煮沸，趁热熏蒸患处，待药液温度稍减时，用毛巾蘸药液洗患处。连续洗 30 分钟左右，药液凉后停用或加温再用。一剂药可重复使用 3～4 次，每日熏洗 1～2 次。一般 5 剂为 1 个疗程。

本方有活血散瘀、宣痹通络、消肿止痛等功效，适用于扭伤、碰伤、砸伤等造成的局部肿痛、活动不灵活等，也可用于治疗风湿性关节炎、类风湿关节炎、骨质增生等病症。

四、补虚佳品话虫草

冬虫夏草，又名虫草，其实质是一种真菌——麦角菌科冬虫夏草菌。之所以称为"冬虫夏草"，是指其"成长"过程。蝙蝠蛾为了繁衍后代，会在土壤中产卵，卵随后变成幼虫，冬虫夏草菌侵入这些幼虫体内，吸收其营养，并不断繁殖，致使幼虫体内充满菌丝而死，这便是"冬虫"；次年夏天，冬虫夏草菌在幼虫头部长出一株 4～10cm 高的紫红色小草，这便是"夏草"。夏草冒出地面，经采挖、晾干，就变成了入药的冬虫夏草。

冬虫夏草与人参、鹿茸一起被列为中国三大"补药"。冬虫夏草可入药，亦可食用，有很高的营养价值。冬虫夏草性平力缓，能平补阴阳，是一种能同时平衡、调节阴阳的中药。

中医学认为，冬虫夏草性平，味甘，归肺、肾二经，具有补肺益肾、止血、强身延年、平喘祛痰等功效。现代药理学也认为，它具有抗缺氧、调血脂、降血糖、抗菌解毒、抗癌，提高心、肝、肾等脏腑功能的功效，适用于肺肾两虚、精气不足、咳嗽气短、自汗盗汗、腰膝酸软、阳痿遗精等病症。经常食用冬虫夏草可促进消化，调节免疫功能，增强人体对多种疾病的抵抗力。

冬虫夏草是年老体弱、病后体衰、产后体虚者的调补佳品。最好的食用方法是煎煮法，可与枸杞子、天麻等一起煎煮，煎煮时间不宜超过 30 分钟，每日食用冬虫夏草 0.5 ～ 5g 最宜。冬虫夏草还可以炖鸭、炖鸡、炖排骨等，在炖汤时要用小火，不能下锅太早，在起锅前 20 分钟下虫草即可，喝完汤后，可把虫草嚼食。冬虫夏草还可泡酒（白酒或黄酒）喝，每次饮用 15 ～ 20mL，每日 2 次。喝完药酒后，亦可将虫草嚼食。直接嚼食虫草是较为传统的吃法，也是较为古老的吃法，但需选择新鲜的虫草。

注意：少年儿童、实证、阴虚火旺的人群应慎服或禁服虫草，以防性早熟、烦躁等不良反应的发生。

五、冬令进补话药酒

数九寒冬，正是人们配制和饮用药酒的最佳季节。如要方便，可直接去选购现成的药酒，如有滋补强壮健身之功的人参酒、参杞酒、乌鸡补酒、龟龄集酒等，或选可治风湿关节痛、四肢麻木的虎骨酒、国公酒、五加皮酒、木瓜酒等。

如欲价廉，可根据各自身体状况，自己动手配制。现将配方介绍如下。

1.体质衰弱、身倦乏力者，取茯苓、菊花、石菖蒲、天冬、白术、生黄精、生地黄各50g，人参、肉桂、牛膝各30g，配白酒1500mL，浸泡1周后，每日早晚各饮1次，每次30mL。

2.心血不足、老弱体虚者，取龙眼肉1000g，配白酒2000mL，浸泡半月后，每日早晚各随量饮用。

3.欲抗衰防老者，取胡桃仁、小红枣、白蜜各120g，酥油60g，杏仁30g，配白酒2000mL，浸泡1周后，每晨服10～30mL。

4.神经衰弱者，取白人参50g，配白酒1000mL，浸泡半月后，每日晚餐时饮用10～30mL。

5.神经官能症者，取五味子50g，配白酒500mL，浸泡半月后，每日3次，每次30mL，饭后饮用，亦可佐餐。

6.肾虚腰膝酸痛者，取冬虫夏草适量，配黄酒浸泡30天后，每日早晨适量饮服。

7.关节痹痛者，取丹参50g，白花蛇1条（15～25g，将蛇剪碎），配白酒2500mL，浸泡7天后，每天临睡前服10～20mL。

8.骨质增生者，取川牛膝、炒杜仲、当归尾、红花、醋延胡索、威灵仙、玄参、鸡血藤各30g，木瓜各15g，白芍60g，葛根、羌活各12g，共研碎块，纱布包好，配白酒2500mL，浸泡2周后，日服2次，每次30mL。

9.妇女痛经者，取干山楂片300g，配白酒500mL，浸泡

1周后，每日饮2次，每次10～20mL。

10.性功能减退者，取新鲜大对虾2只，加白酒250mL，浸泡1周后，每日随量饮用，也可佐餐。

有肝肾疾患、高血压、过敏性疾患、皮肤病者需忌用或慎用药酒。

六、冬令进补食为先

冬季气候寒冷，因人体血管收缩，血流变慢，免疫功能下降，可诱发许多慢性病，如慢性支气管炎、阻塞性肺气肿等。此时应合理地调整饮食，保证人体必需营养素的充足供应，提高耐寒能力和免疫功能。

首先，在饮食上保证热能的供给，补充优质蛋白质，选瘦肉、鸡蛋、老母鸡、老鸭、牛肉、羊肉、鱼、牛奶、猪肺、猪肚、豆制品等。这些食物所含的蛋白质易于消化吸收，营养价值较高，可促使机体修复病变组织。

其次，要注意补充蔬菜水果，摄入足够的微量元素，可选甘薯（以红心者为优，含较多胡萝卜素）、马铃薯、大白菜、白萝卜、胡萝卜、黄豆芽、绿豆芽、油菜、番茄、菠菜、菜心、芹菜等，同时还可多吃些虾米、虾皮、芝麻酱、猪肝、香蕉、苹果等。它们均富含多种维生素及微量元素，可增强胃肠蠕动，清内热、防便秘等作用。

最后，冬令调治应顺从自然，注意辨证选择，养阴护阳，以滋补为主。阴虚者可食用雪梨、白木耳、蜂蜜、鸭蛋、蛤蜊和海参等；阳虚者可食用干姜、羊肉、狗肉等；气虚者可食用栗子、鹌鹑、山药、莲子等；肾虚者可食用胡桃肉等；

寒证者可食用生姜；痰热者可食用马蹄、罗汉果等；痰浊者可食用杏仁（霜）等。

七、端午时节话香疗

端午节正值仲夏，气温升高，降雨增多，空气湿度增大，各种微生物和害虫繁殖盛行，传染病极易传播。此时使用一些芳香化湿类中药进行香疗，可以消除和抑制病原微生物的生长繁殖，杀灭和驱除各类虫害，起到阻断和减少病原菌传播的作用。

香疗法是中医独具特色的治疗方法之一。传统香疗法是利用芳香类药物的香味，通过鼻、口、舌和皮毛等感觉器官进入人体，平衡气血，调和五脏，振奋精神，从而达到防病治病、保健康复的目的。

1. 性味芳香，防病治病　香药辛温芳香，具有发散、行气、活血、开窍等作用。香药在中药学分类方面各有所属：白芷、香薷、藁本等归属解表药，具有发散解表、去除风邪的功效：苍术、藿香、佩兰等归属芳香化湿药，具有疏畅气机、醒脾化湿的功效：肉桂、丁香、茴香等归属温中药，具有温中健脾、散寒止痛的功效；木香、香附、沉香、檀香、甘松等归属理气药，具有开郁散结、行气止痛的功效；乳香、降香、泽兰等归属活血药，具有活血通经、祛瘀定痛的功效；苏合香、麝香、冰片等归属开窍药，具有辛香醒神、开窍通闭的功效。植物类香药含有芳香挥发油、香脂肪或香膏等，具有杀菌抗菌的作用；动物类香药多是动物的腺体或分泌物，具有强壮、兴奋、抗菌等功效。

2.驱邪消毒，净化环境 香疗中的熏香法、佩香法、枕香法等都能散发香气，达到驱邪避秽、消毒抑菌、清新空气、净化环境的作用。我国民间一直有熏香、佩香的传统习惯，特别是传统节日，如端午节，家家户户门上插艾和菖蒲，熏烧艾叶，给孩子佩戴香囊。据现代科学研究表明，熏炉中用艾叶、苍术、白芷、山柰等香药进行室内烟熏，在空气消毒和抑菌方面均有明显作用。此外，用高良姜、佩兰、桂皮、冰片等制成香囊，佩戴胸前，具有预防感冒的效果。

香疗法中的熏香法、佩香法等产生的芳香气味，可改变和优化周围环境，令人神清气爽、思绪清晰、心情畅达，达到解毒祛邪、驱除秽浊、香身爽神的目的。

八、感冒后咳嗽，中医来调治

感冒后咳嗽会影响患者的睡眠、生活和工作，其主要表现为刺激性干咳，无痰或少许白色黏液性痰，咳嗽常突然发作，呈阵发性，咳甚者可小便自遗或呕吐等，多伴咽痒。本病可持续 3 ～ 8 周，甚至更长时间。

中药治疗（补土宣肺方）：麻黄 5g，杏仁、桔梗、法半夏、地龙各 15g，党参、北沙参各 30g，甘草 5g。每日 1 剂，水煎服，分早晚两次服用，7 天为 1 个疗程。服药期间，避风寒，忌食生冷、油腻、刺激性食物及海产品。

若伴鼻塞、流涕喷嚏者加辛夷、苏叶各 10g；痰黄难咯、咽痛明显者加天竺黄 15g，鱼腥草 30g（或黄芩 10g，桑白皮 15g）；久咳、口咽干燥者，将上方中麻黄改为炙麻黄 5g，加五味子 10g，款冬花 10g；痰液清稀、色白易咯者加五爪龙

30g 或黄芪 30g；脾阳虚者加淫羊藿 15g，干姜 10g，熟地黄 30g；阳虚明显者加熟附子 10g。

九、喝碗腊八粥，御寒且养生

民间素来有喝腊八粥御寒养生的习俗。那么，如何制作腊八粥，此粥尤其适合哪些人群呢？下面将做一简要介绍。

1. 如何制作腊八粥　首先选五谷杂粮，如大米（粳米、糯米、小米、粟米、黑米、葛仙米）、燕麦、荞麦、玉米、黄豆（黑豆、赤豆、绿豆、白芸豆、豌豆）、核桃（白果、松子仁、栗子、花生、莲子）、葡萄干（红枣、桂圆、柿饼），还可加薏仁、山药、枸杞子、芡实、山楂、杏仁、菱角、胡萝卜，或年糕、青笋、香菇、木耳、虾仁、猪肉、红薯、芋头等。一碗腊八粥，少则可选 7 ～ 8 种食材作为原料，多则有 20 ～ 30 种。煮时先将所选食材洗净，放入锅中，加入足够的清水；先大火煮沸，后改小火慢煮 40 分钟至粥稠，米、豆、果仁烂熟时止。粥熟后加桂花、白糖或盐等佐料。腊八粥黏糯滑软，香味浓郁，色泽美观，营养丰富，易于消化吸收，尤其适合年迈体弱者食用。但对于患有某些疾病（如糖尿病）的人若要食用腊八粥，应在制作时所选的食材中适当进行调整。

2. 对症选食材　消化不良的患者煮腊八粥时要注意以粳米、糯米为主，少放豆类，因为豆类食之不易消化。

糖尿病患者应少放米，多加些燕麦、荞麦，亦可加入豆类。因为豆类所含的可溶性纤维，可在胃内形成黏稠物质，抑制葡萄糖的吸收和利用，可避免餐后血糖升高；荞麦含铬，可增加胰岛素作用，适于糖尿病患者补充营养。亦可加山药，不宜放大枣、柿饼，尤其不要加糖。

心脑血管病者可多加薏米（有健脾利水渗湿的，含有膳食纤维，能预防高脂血症、高血压、中风及心脏病）、黄豆（营养丰富，可降低胆固醇，预防心血管疾病，抑制多种恶性肿瘤，预防骨质疏松症）、绿豆（可辅助降压）。

老年人可多加核桃仁、枸杞子、花生、松子、栗子、大豆。这些果仁有补肾纳气、益智健脑、强壮筋骨、乌须黑发、滋润心肺、通调肠道、延年益寿等作用。

妇女宜多加黑米、黑豆、核桃、松子、枸杞子、薏米、大枣、桂圆，有滋阴益肾、明目活血、驻颜美容、补气补血等作用。

孕妇要注意补充钙和铁，可选糙米、花生仁、大豆、黑豆、青豆、大枣，不宜放桂圆、薏米等性热、通泄滑利类食材，以免引起上火、流产等症发生。

十、六味地黄丸之新用

六味地黄丸为宋代钱仲阳所创，后世医家根据其肝、脾、肾三阴并补，补而不滞、补中有泻的立法配伍特点，用于主治肝肾阴虚所致的腰膝酸软、头目眩晕、耳聋耳鸣、遗精盗汗，或虚火上炎所致的骨蒸潮热等各种证候。近年来，通过临床观察发现它还有许多新用途，现择要介绍如下。

1. 更年期综合征　每次 6～9g，浓缩丸则每次 8 粒，每日 2～3 次，40 日为 1 个疗程。

2. 功能性子宫出血（崩漏）　每次 9g 或浓缩丸 8 粒，每日 3 次，20 日为 1 个疗程。适于肝肾阴虚，冲任不固，封藏失司者。

3. 慢性非细菌性前列腺炎　每次 9g 或浓缩丸 8 粒，每日 3 次，20 日为 1 个疗程，连续用 1～3 个疗程。有补肾填精、清热利湿之功。

4. 乳糜尿（肾阳虚型）　每次 6～9g 或浓缩丸 8 粒，每日 2～3 次，20～30 日为 1 个疗程。有固涩补肾之功。

5. 肾结石　用金钱草 60g 煎汤代茶，送服六味地黄丸 9g 或浓缩丸 8 粒，每日 2 次，10 次为 1 个疗程。

6. 肩周炎　每次 9g 或浓缩丸 8 粒，每日 3 次，30～40 日为 1 个疗程。有滋养肝肾、养血通络之功。

7. 带下　每次 9g 或浓缩丸 8 粒，每日 3 次，10 日为 1 个疗程。

十一、慢性支气管炎的食疗

慢性支气管炎的饮食疗法可根据体质症状选用。对痰热体质出现咳嗽、咯痰、口干者，宜选荸荠炒猪肺，可清热、止咳、化痰；肺脾两虚出现咳久不愈、乏力、气短、自汗、怕冷、食少者，则选木耳乌鸡煲或胡桃肉鹌鹑煲，可补肺、止咳、健脾、补气；肺脾不足，出现反复咳嗽、神疲乏力、便溏者，可选山药、百合蒸乌鸡，有健脾养肺功效；肺肾两虚出现干咳少痰、潮热盗汗、精神委顿、久咳无力、动则气喘者，可用银耳、枸杞炖乳鸽或海参炖银耳，有润肺、补肾、补虚的功效。此外，也可根据患者的临床证型、症状来选用。

1. 如症见咽喉干燥、声音嘶哑、痰稠而黏的肺燥热郁者，宜选百合杏仁粥（百合、杏仁、粳米、白糖），可清热润燥、化痰止咳；出现咳嗽、痰白稀、鼻塞流涕、恶心欲呕者，可选紫苏粥（紫苏叶、紫菀、粳米、生姜、大枣），有祛风散寒、理气和胃之功效。

2. 如咳嗽、痰黄稠难咯、胸闷、身热、口干口苦的痰热阻肺者，则选雪梨萝卜饮（雪梨、川贝母、萝卜、冰糖），或二花卜蜜浆（丝瓜花、厚朴花、白萝卜丝、蜂蜜）或瓜蒌饼（瓜蒌子、白糖、面粉），有清热化痰、润肺止咳、降逆的作用。

3. 如见咳嗽痰多、胸闷、恶心呕吐、食欲不振的痰湿（浊）阻肺者，可选半夏山药粥（半夏、山药、粳米、白糖），或梨姜汁（梨汁、生姜汁、蜂蜜），有宣肺化痰、降逆止呕、燥湿之功。

4. 如见咳嗽、咯痰黄稠、咽干口燥的肺热体质者，可选枇杷蜜汤（枇杷叶、蜂蜜），有清热化痰、润肺止咳的功效。

5. 如出现干咳少痰、口干、气短而咳的气阴两虚证者，宜选党参五味子汤（五味子、紫苏叶、党参、砂糖），有益气养阴、润肺止咳之功效。

6. 如症见咳嗽、痰少、食欲不振、身倦乏力、大便稀溏之肺脾两虚证者，可选薏仁二宝粥（薏仁、山药、柿饼、粳米），有养肺健脾、化痰止咳之功效。

十二、巧用补中益气丸治杂病

补中益气丸是根据古方补中益气汤之药物加工而成的常用中成药，由黄芪、人参（党参）、白术、甘草、陈皮、当归、升麻、柴胡组成，具有益气升阳、调补脾胃、护卫固表之功，并具甘补而不壅滞、温中而不燥热等特点。临床上，补中益气丸多用于中气不足或中气下陷所引起的气淋、劳淋、感冒、眩晕、发热、头痛、久痢、内脏下垂（胃下垂、肾下垂、子宫脱垂）、脱肛、癃闭、遗尿、汗证等诸多病证。近年来，通过临床观察，发现补中益气丸还有如下新用途。

1. 月经过多　中气虚弱、气随血泄、冲任失固者，每次8粒，每日3次，25～30日为1个疗程。

2. 经行腹泻　经期饮冷，损伤脾阳者，每次8粒，每日3次，30日为1个疗程。

3. 阴吹症　阴道出气作响而不臭，气出腹舒，系脾虚气陷所致者，每次8粒，每日3次，17～20日为1个疗程。

4. 神经性头痛　每次8粒，每日3次，10～15日为1个疗程，适于中虚清阳不升、气虚血滞者。

5. 滑精　每次8粒，每日3次，10～30日为1个疗程。

6. 唇风　下唇部，红、肿、痛、瘙痒难忍，干燥皲裂出血且流黄色液体者，每次8粒，每日3次，15～30日为1个疗程，有升阳散火化瘀之功。

7. 足跟痛　每次8粒，每日3次，10～12日为1个疗程，有补气升阳、壮筋骨、通经络之功。

8. 习惯性腰部软组织损伤　中气不摄、带脉不固者，每次8粒，每日3次，12日为1个疗程。

9. 低血压　中气不足、血液运行无力者，每次8粒，每日3次，20～30日为1个疗程。

10. 便秘　气阴两虚者，每次8粒，每日3次，15～30

日为 1 个疗程。

11. 眼睑下垂　上眼睑不能上举，眼睁不大，眼睛发干发酸者，每次 8 粒，每日 3 次,15 ～ 30 日为 1 个疗程。肾气虚、病后津气两伤者则不宜用。

十三、痛风性关节炎食百合粥

鲜百合 50g(干品则减半)，糯米或粳米 100g，冰糖适量，加水 500mL，煮至米开花，汤稠，温热食用。痛风急性发作时，每日食 3 ～ 4 次；痛风缓解期则早、晚各食用 1 次，连吃 30 日以上。

十四、乌梅丸之新用

乌梅丸出自张仲景《伤寒论》一书，由乌梅、黄连、黄柏、人参、当归、桂枝、附子、蜀椒、干姜、细辛组成，为治厥阴病的主方。本方原为蛔厥证而设，具有温脏安蛔、邪正兼顾、寒热并用、酸收止利之功。临床上，乌梅丸多用于治疗肠蛔虫（蛔厥证）、蛔虫性肠梗阻、胆道蛔虫症等。除此之外，乌梅丸还可治疗以下病症。

1. 慢性肠炎　每次 9g，每日 3 次，15 ～ 30 日为 1 个疗程。有温中止泻之功。

2. 血管性头痛　颠顶痛，系厥阴受邪，痰浊内阻，上蒙清窍者，每次 9g，每日 3 次，5 ～ 10 日为 1 个疗程，有温中补虚、降逆散寒、祛痰止痛之功效。

3. 顽固性呃逆　每次 6 ～ 9g，每日 2 ～ 3 次，3 ～ 5 日为 1 个疗程，有入肝敛阴、和胃生津、辛开苦降之功效。

4.男性不育症 以畏寒肢冷、腰膝酸软、性欲低下、阳痿早泄、精液稀薄或过于稠黏、口苦咽干、烦渴少饮、急躁易怒为主者，每次9g，每日3次，25～30日为1个疗程，连用2～3个疗程，有温补脾肾、益精通络之功效。

5.慢性萎缩性胃炎 寒邪伤胃、脾胃虚弱者，每次3～6g，每日2～3次，1个月为1个疗程，有温暖中焦、清除郁热、扶正祛邪之功效。

6.小儿厌食症 小儿厌食症系父母溺爱，饮食不节，肝胃虚损，肝气犯脾所致，以厌食为主，甚至拒食，食量较同年龄正常儿童明显减少。每次3g，每日3次，10次为1个疗程。

7.带下重症 每次9g，每日3次，15～20日为1个疗程。

十五、夏秋食禽首选鸭

营养不良、贫血患者，可取老母鸭配红枣、白果、莲子各15g，党参10g，绍兴黄酒、酱油各10mL蒸服，或取老母鸭配鲜荔枝50g，鲜荷花1朵，蒸服亦可。

动脉硬化、高血压、心脏病者，取鸭肉与海带炖服，或取老母鸭配天麻30g，蒸服。

肺结核见痰中带血，或支气管扩张见咯血者，取老母鸭配鲜百合100g（干品减半），或配北沙参50g，蒸服。

哮喘并肺气肿、肺心病者，取老母鸭配海蛤粉50g，甜杏仁20g，苏子15g，炙麻黄15g，蒸服。

肾阳虚之阳痿、遗精者，取雄鸭配冬虫夏草5枚，炖服。

肾炎湿重者，取老母鸭配鲜白扁豆200g（干品减半），煨服。

慢性肾炎浮肿者，取3年以上绿头老鸭配大蒜4头，炖服。

肝硬化腹水初起者，取老鸭配鲜白茅根100g（干品减半），炖服。

风湿性关节炎者，取白毛鸭配鲜枳椇果200g（干品减半），炖服。

慢性胃炎、肾结核者，取鸭肫500g配蛤干30g，白萝卜500g，煨服。

鸭肉性凉，故凡因受凉而引起的腹痛、肢冷腰酸及痛经等疾患者不宜食用。腹泻、脾胃阳虚者也不宜多食鸭肉。

十六、消炎镇痛良药——新癀片

新癀片含有九节茶、三七、牛黄、珍珠粉等，临床上可用于治疗咽炎、喉炎、扁桃体炎、外耳道炎、口腔溃疡、根尖周炎、牙髓炎、冠周炎、牙龈炎、牙周炎、上呼吸道感染、肺炎、细菌性阴道炎、宫颈炎、盆腔炎、痛风性关节炎、类风湿关节炎、神经根型颈椎病、膝关节创伤性滑膜炎、筋膜炎、肩周炎、网球肘、腰椎间盘突出症、强直性脊柱炎、骨折、脱位后或软组织扭挫伤后肿胀、寻常痤疮、剥脱性皮炎、带状疱疹等疾病。

本药为片剂，盒装，每盒36片，口服，1日3次，每次2片，饭后服或遵医嘱。外用适量，可用清水、醋、蜂蜜、酒精或白酒（任选一种）调敷患处。使用本品较安全，偶有轻度胃肠不适。胃、十二指肠溃疡，消化道出血者应慎用，肝、肾功能不全者应禁用。

十七、血府逐瘀功用多

血府逐瘀汤是中医活血化瘀剂的代表方，由桃仁、牛膝、生地黄、枳壳、川芎、赤芍、红花、当归、桔梗、柴胡、甘草组成，功能活血化瘀、行气止痛。现在的中成药血府逐瘀口服液可用于治疗缺血性脑血管病、缺血性心脏病、瘀血性头痛、三叉神经痛、神经衰弱、颅脑损伤、更年期综合征、痛经等疾病。

1.乳腺增生症 每次 10mL，每日 3 次，15 日为 1 个疗程。

2.闭经 寒滞血瘀、冲任不通者，每次 10mL，每日 3 次，20 日为 1 个疗程。

3.痛经 每次月经来潮前 5 天服药，每次 10mL，每日 3 次，6 日为 1 个疗程。

4.胸胁部陈伤 胸胁部外伤后失治或治疗不当，余邪未尽，时有疼痛发作，遇阴雨天气尤甚，每次 10mL，每日 3 次，12 日为 1 个疗程。一般 2 个疗程可痊愈。女性经期及孕期忌服。

5.冻伤后足趾溃疡不愈 每次 10mL，每日 3 次，8 日为 1 个疗程。

6.体感异常症 自觉胸腔内有虫爬行，部位不固定，时时以手指按压胸壁，整日恐惧，检查未见器质性病变。每次 10mL，每日 3 次，10 次为 1 个疗程。

十八、益智酒

1. 组成 石菖蒲、远志、熟地黄、菟丝子、益智仁、五味子各 20g，川芎 12g，地骨皮 24g，白酒 600mL。

2. 制法 把以上八味中药，装入玻璃瓶内，加入白酒 600mL，密盖，勿令泄气，浸泡 1 周，过滤，另装瓶内。

3. 功用 补肾养肝、健脾养肺、宁心安神、益智生津、祛痰开窍、行气活血，适用于健忘、头晕、头重、头痛、睡眠不安、精神不振、记忆力下降、思想不易集中等症。

4. 用法 每天早、晚各饮 10mL，酒量大者可酌加，连服 3 周。每剂可服 20 天左右，服完后依上法制备。

十九、饮食防治泌尿系结石

泌尿系结石指泌尿系（包括肾、输尿管、膀胱、尿道）的结石。为促使结石溶化，乃至排出，预防结石再次生成，在对症治疗的同时，不妨选择对本症有防治作用的饮食辅助治疗，现介绍如下。

1. 选有清热利水、通气软坚的食物，如萝卜、丝瓜、荠菜、金针菜、鸡肫、鸭肫、甲鱼、田螺、薏米、红枣、核桃、玉米、柑橘、柚子、西瓜等。

2. 选择生葱 250g，连根带须洗净，用猪蹄一段煨汤，熟烂后，将汤喝下，服后，既通小便，又能排石。

3. 选猪瘦肉 250g，剁成肉糜，加薯粉及少许盐，做成肉饼；细葱 250g，洗净不切断。先将细葱放在锅内做底，再将肉饼放在葱上，加适量的水，放锅中煮熟，如做狮子头一样，然后将汤、肉、葱一起拌米饭吃，每天 1 次。

4. 藕节冬瓜茶。取生藕节 100g，冬瓜 1 个，加水煎汤，代茶频饮。

5. 荸荠内金茶。取荸荠 120g，鸡内金 15g，煎水取汁，代茶饮。

6. 石韦茶。取石韦、车前子各 60g，山栀子 30g，生甘草 15g，将上药去杂质，共捣末，每日 1 剂，水煎代茶饮服。

7. 海金沙茶。取海金沙 25g，绿茶（陈者为宜）2 ～ 3g，一同放入杯中，用沸水冲泡大半杯，泡后立即加盖，5 分钟后饮服。每天晨起空腹先饮一杯，以后可随时饮服。2 个月为 1 个疗程。

泌尿系结石患者忌食含草酸高的食物，如菠菜、葡萄、苹果、番茄、土豆、甜菜等，以及有含钙高、难以被利用的食物，如海带、木耳、紫菜、腌菜、芝麻、黄豆等。

二十、云南白药保险子

云南白药是云南著名的中成药，按其药物使用说明书，知其每瓶备用红色保险子 1 粒，跌打损伤重时方可服用。但经临床使用发现，该保险子止血、止痛、消肿、生肌、接骨功效更佳，有活血逐瘀、消散血瘀结聚而成的痞块等作用。现简单介绍如下。

1. 骨折 小孩肱骨中上段骨折，在复位吊臂治疗的同时，口服保险子每日半粒，15 日痊愈。

2. 痔疮肿痛 口服保险子每日 1 粒，服用 3 天。

3. 疮疡 将保险子研细后，调凡士林涂擦，隔天换药 1

次，换 3 次药。

4. 急性乳腺炎 急性乳腺炎早期，取保险子研末，调米酒外敷患部，每天 1 次，连用 5 次。

5. 颈痈 颈痈指颈部较大的疖肿，相当于西医之蜂窝织炎，用保险子研末调醋外敷患处，每天换药 1 次，换药 5 次。

二十一、治跌打损伤验方二则

1. 验方一

组方：重楼 30g，多穗金粟兰 15g，吉祥草 30g，三叶青 30g，百两金 15g，土大黄 15g，丹参 15g，土牛膝 15g。

制法：上药洗净晒干入瓶，加低度白酒 3 斤，密封浸泡 15 ～ 30 天待用。

服法：每次服 25mL，日服 2 次，服时可加少许冰糖或白糖。

注意事项：孕妇忌服。

2. 验方二

组方：威灵仙 20g，多穗金粟兰 20g，肿节风 20g，百两金 20g，内红消根皮各 20g。

制法：上药均取鲜者洗净捣烂如泥，外敷局部，每日 1 ～ 2 次，每次 3 ～ 4 个小时。

以上二方系笔者 30 年前在老家（江西瑞金）做乡村医生时的常用方，曾治疗过全身各部位、不同程度的跌打损伤数百例，疗效较好，几乎用此代替了跌打丸、松节油、狗皮膏等常用的口服及外治药。

二十二、治肺结核咯血三方

1.取杉树寄生、桃树寄生各 30g，洗净晒干，配瘦猪肉40g，慢火炖至药味出及肉烂，每天 2 次，饭后分服汤和肉。5 天为 1 个疗程。

2.取卷柏 30g，洗净晒干，配瘦猪肉 100g，慢火炖熟，每天 2 次，饭后分服汤及肉。5 天为 1 个疗程。

3.取清明菜全草 30g，洗净晒干，配瘦猪肉 100g，慢火炖熟，每天 2 次，饭后分服汤和肉。5 天为 1 个疗程。

以上三方均系草药方，在江西省瑞金市的山间生长，除治疗肺结核咯血外，对支气管扩张亦有效，有的咯血量多，服药后立即止血。对结核者还应配合抗结核药物。

二十三、治风湿病效方

1.组方　千金拔（钻甲犁）30g，伸筋藤 30g，鸡血藤30g，枫荷梨（片荷枫）25g，钩藤根 30g，铁包金 15g，猫爪藤 30g。

2.制法　上药洗净晒干，配猪脚 1 只，米酒（黄酒）2500mL，慢火煮至药味出，肉稀烂，备用。

3.用法　取汤和肉温热口服，1 日 2 次，3 日内用完。

4.功能　祛风散寒，化湿通痹，养血活血，补益肝脾肾。

5.主治　风湿性关节炎、类风湿关节炎，证属气血虚弱、肝脾肾亏损者。

此方药食同源，易于服用，尤对腰臀以下痹痛、行走不便者效佳。其中千金拔、片荷枫二药很重要，民间曾有"双

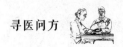

脚不能移，要靠钻甲犁；双脚不能动，要靠片荷枫"之顺口溜流传。

二十四、治腹痛偏方

1. 组方 黄荆子（陈年者佳）15～30g，丝瓜络15g。

2. 用法 每日1剂，每剂煎2次，取汁，混匀，温服。

3. 功能 祛风健胃，理气止痛，涩肠消食。

4. 主治 腹痛，胃痛，受寒食滞者。

每逢过年过节时，难免突感腹痛、呃逆，甚则呕吐，口中有酸腐味出等，见此情景，立即配煮上药，服后能立竿见影。

二十五、治麦粒肿偏方

取鲜橘树叶7片，洗净，配鸡肝或鸭肝1副，加水炖至肝熟，服汤和肝。1日1剂，1次服完。3次为1个疗程。

笔者小时候常发麦粒肿，左右上下眼睑均先后发过，打消炎针、外用眼药膏（水）及做热敷，仅当时减轻，总难根治。后从民间获得上述偏方，用1次后症缓，3～4次痊愈，再未发作。

二十六、治小儿脱肛验方

1. 组成 升麻12g，党参15g，肉苁蓉12g，地龙12g。

2. 用法 每日1剂，煎煮2次，取汁混合分3次服。连用5剂。

3. 功能 补气升阳，润肠息风。

曾治一 12 岁男孩，患脱肛 3 年余，屡治未效，吾用上方 5 剂而愈，后未再发。7 岁以下之小儿，上方药量宜酌减。

二十七、治眩晕二方

1. 取土鸡蛋 1 个，以黄泥加水调成稠糊，在鸡蛋面厚涂一层，放木炭火或柴火灶中煨熟，剥去黄泥，去壳食蛋。1 天 1 次，7 次为 1 个疗程。

2. 取母鸡 1 只（重约 750g，临下蛋前者为佳），去毛和内脏，洗净，将天麻 20g，洗净切粗片放入鸡腹内，文火炖至鸡肉熟烂，去天麻渣，加生姜、葱、盐适量入味。连服 3 剂为 1 个疗程。

鸡蛋味甘，性平，滋阴润燥，养血安胎；鸡肉甘温，为血肉有情之品，有温中益气、补精添髓的功效。二者均适用于肾精亏耗，髓海不足，脾胃虚弱，气血亏虚，脑失所养所致的眩晕。

二十八、中药热敷治疗腰椎间盘突出症

腰椎间盘突出症以腰臀腿疼痛、麻木为主要症状，属中医"痹病""腰痛"范畴。本病多因长期劳损、风寒湿瘀阻络或肝肾亏虚筋脉失养所致，可选用中药热敷法，现介绍如下。

1. 药物组成　青风藤、骨碎补、海桐皮、独活、麻黄、泽兰、乳香、威灵仙各 15g，当归、川芎、赤芍、川牛膝、补骨脂、淫羊藿、透骨草各 30g，艾叶 250g，细辛 10g。

2. 用法　将上药切碎，加工成粗末，混合均匀，装入

寻医问方

20cm×30cm 大小的若干布袋中，备用。用时将药袋放入清水中浸泡 10 分钟，取出滤干，放于蒸笼中蒸 30 分钟（用微波炉烤热亦可），以药物热透为宜。患者俯卧位，暴露腰部及痛麻较重的臀腿部，垫上两层纱布，用夹子取出蒸热的药袋，平放于治疗部位上，上覆大块塑料薄膜或布料，以减少热量散失，并加盖毛巾被保暖，据患者耐受程度增减垫料，凉时更换一次药袋。每次 30～40 分钟，每日 1 次，10 次为 1 个疗程，连用 3 个疗程。1 剂药可连用 3 日。

3. 作用机制 青风藤、海桐皮、艾叶、麻黄、独活、威灵仙温通经络，祛风湿，止痹痛；川芎、赤芍、川牛膝、泽兰、乳香活血化瘀，行气止痛；淫羊藿、补骨脂、骨碎补、当归补肝肾，强筋骨；透骨草、细辛祛风除湿，活血止痛，引药入里。中药袋较强之热力，可透过皮肤到达深部，促使毛细血管扩张，血流加速，加强局部血液循环，增加局部药物分布量，加速代谢产物的排出，抑制神经根所受到的化学及自身免疫刺激，消除水肿及炎性反应，使痛止症消。

二十九、中药湿热敷治疗损伤后遗症

软组织损伤时，因瘀血积聚可产生肿胀、疼痛和运动障碍；骨折愈合后，亦常遗留关节僵硬、肌腱粘连、肌肉萎缩，影响关节及肢体功能。怎么办？可选中药湿热敷疗法。

1. 药物组成 川椒、红花、艾叶、伸筋草、透骨草、桂枝、生麻黄、木瓜、泽兰、川牛膝、当归、川芎、苏木、大血藤、防风、海桐皮、制川乌、制草乌各 20g。

2. 用法 使用时将药装入纱布袋内，放入大锅内煎煮，沸后3分钟，将预制的薄棉垫或毛巾放入锅中，浸透，绞干，敷于患部，大约15分钟，凉后取下。每日2次，10次为1个疗程。

3. 适应证 本方法为治疗骨折愈合后关节僵硬的常用方法之一，对于一些器质性病变，如腰椎间盘突出症、椎管狭窄等亦可改善临床症状及体征。

中药湿热敷是借温度和药物的作用，对机体产生治疗效能。温热刺激可使患处的血管扩张，促进血液和淋巴循环，促进新陈代谢，改善局部组织营养和整体功能，达到治愈疾病的目的。温热敷所用的中药均为芳香、辛温走窜之品，具有活血化瘀、舒筋通络、止痛温经的作用。

三十、中药熏洗治类风湿关节炎

1. 药物配制 桂枝、麻黄、防风、细辛、川芎、羌活、路路通各20g，透骨草、威灵仙、艾叶、花椒、当归、苍术各30g。

2. 操作方法 将上药用纱布包好，放入锅内，加水4000～5000mL，煮沸后再煎20分钟，以热气熏患部，待药液温度降至适度时，再边熏边洗患部20～30分钟。2日用1剂药。每日1～2次，10次为1个疗程。疗程间歇1～2天，共做2～4个疗程。

3. 作用机制 方中麻黄、桂枝发汗解表，温经散寒；防风祛风散寒，胜湿止痛，兼以解痉；苍术健脾燥湿；细辛祛风散寒，止痛；花椒消肿，止痛解毒；艾叶、川芎能通十二经，善于温中逐冷，除湿，行血中之气、气中之滞；当归活血止痛；羌活、威灵仙祛风胜湿；透骨草、路路通穿筋透骨，引药入里，以达病所。全方共奏祛风散寒、燥湿止痛、消肿除胀、疏利关节筋骨之功。

4. 注意事项 熏洗后须用干毛巾擦干汗液及药液，注意保暖避风，预防感冒，忌下冷水。

三十一、中药熏蒸治疗腰椎间盘突出症

腰椎间盘突出后，突出的椎间盘对脊神经根产生机械性压迫，并刺激其产生化学致痛物质，使突出的椎间盘周围神经根及组织产生水肿、炎性浸润及充血性粘连而导致腰痛、坐骨神经痛等。现将中药熏蒸治疗的方法简单介绍如下。

1. 药物配制 生川乌、生草乌、肉桂、生南星各24g，当归、红花、川芎、羌活、独活、海桐皮、防风、木瓜、威灵仙、伸筋草、透骨草、桑寄生、赤芍、细辛、延胡索、乳香、没药各30g。

2. 操作方法 以上药物用纱布包裹放入熏蒸床中的电热锅内，用床单盖于腰部及腰之两侧，开始熏蒸，每次1～2小时，每日或隔日1次，15次为1个疗程。

中药熏蒸，可使患部温度升高，血管扩张，血流速度加快，能改善腰部血液循环，增加供氧量，促进局部组织的新陈代谢，有利于炎症的消散和吸收，还能改善神经根的受压状态，促使腓总神经、胫神经传导速度加快，远端潜伏期缩短，最终使受损神经得以恢复。中药具有开泄腠理、温经散寒、祛风除湿、活血通络、补肾强筋之功，可通过经络达于体内患病之处，同时配合腰椎牵引、手法推拿和腰腿部功能锻炼等，疗效颇佳。对病程较长、突出的椎间盘为幼稚型或成熟型者，也能收到较好的疗效，但对突出的髓核过大或椎间盘已破裂与周围组织严重粘连者，则效果欠佳。

三十二、中药熏洗治增生性膝关节炎

增生性膝关节炎又称退行性膝关节炎，可选用中药熏洗疗法，现介绍如下。

1.药物组成 透骨草、伸筋草、威灵仙、鸡血藤各30g，当归、川芎、红花、赤芍各12g，海桐皮、五加皮、苏木、牛膝、桑寄生、乳香、没药各10g。

2.用法 将上药加水4000mL，浸泡30分钟后，放于锅内煎煮，先用武火烧开10分钟，后改用文火煎煮20分钟，取其液。如此3次，将煎得的药液混合于一个盆内，这时取米醋500mL左右倒入盆内，趁热熏于患处，待稍凉，皮肤可耐受时，则可将膝关节置于盆内泡洗，或用毛巾浸湿药液外敷。每日2次，每次30～40分钟。1剂药可连用3日。

中药熏洗可起到疏理关节、疏导腠理、活血止痛之功。伸筋草、透骨草、鸡血藤、威灵仙等可舒筋活络；当归、红花、川芎、赤芍、苏木活血化瘀，止痛消肿；五加皮、没药、海桐皮、牛膝祛风湿，止痛。诸药合用，共达治疗目的。

三十三、滋补美容吃阿胶

《神农本草经》把阿胶列为上品，称其可"轻身益气，不老延年"。李时珍认为阿胶可补血补液。叶天士的《临证指南医案》认为阿胶为"血肉有情之品"，具有补血、滋养、美容三大功效。阿胶在我国的应用已有 2000 多年的历史，被誉为"补血圣药""滋补国宝"，与人参、鹿茸一起被称为"中药补品三宝"。

中医学认为，阿胶味甘、性平，入肺、肝、肾经，具有补血滋阴、润肺清燥、止血安胎之功效。阿胶主治由血虚所致的面色萎黄、眩晕心悸、肌痿无力，虚风内动引起之心烦不眠、痉厥抽搐、肺燥咽干、咳嗽、痰中带血、吐血、衄血、便血，以及妇女月经不调、崩中、漏下等。经常使用阿胶还具有补血健体、改善睡眠、美容养颜、健脑益智等养生保健作用。

在临床上，阿胶常入方剂，应用广泛。如补益阿胶丸、芍药汤治风虚劳损；黄连阿胶汤、团参太一丹、十四友丸治失眠；炙甘草汤治心悸；牛黄清心丸、劫劳散治失神多梦；诃黎勒丸、参连丸、干姜丸、通明丸治肠胃虚弱；阿胶散、人参清肺汤、人参定喘汤、清燥救肺汤、贝母散、阿胶补肺散治肺系咳嗽；益血润肠丸、葱白散治老人血虚便秘；胶艾汤、阿胶散、黄连阿胶散、保生汤治妊娠腹痛；安胎饮、阿胶汤、如圣汤、百子附归丸治妊娠胎动；人参饮治妊娠呕逆；四圣散治胎漏；当归建中汤治产后腹痛；阿胶赤小豆汤、催生汤治难产；白芷暖宫丸、加味养荣丸、助阴孕子丸治不孕；

固冲汤、正经养血汤、温经汤、玉肌还少散、祛黄褐斑方用于调经美容等。

　　阿胶多入丸剂、汤剂（烊化兑服），作药膳时，可以炖汤、煮粥，或制膏食用，一般用量为 10～15g。凡内有瘀滞、脾胃虚弱、有表证，以及乳腺小叶增生或子宫肌瘤的者，均不宜单独应用阿胶。

第三章 针刺、艾灸、火罐、推拿、按摩

一、"隔药姜灸"治疗痹病

导师宗瑞麟遵守《灵枢·官能》之"针所不为，灸之所宜"及《医学入门》之凡病"药之不及，针之不到，必须灸之"的古训，使用中医隔药姜灸，治疗痹病疗效较佳。

1.药酒配制 生川乌50g，生草乌50g，生半夏50g，川椒30g，乳香10g，没药10g，麻黄40g，生南星50g，樟脑15g，将上药捣碎，浸入45°白酒（或75%乙醇）5000mL中，装入容器内密闭，放置阴凉干燥处，30天后启封过滤即成。灸前，取生姜若干，切成厚约0.3cm，取药酒适量，浸泡待用。

2.功能 温通经络，调和气血，祛寒散湿，祛风定痛。

3.主治 风湿性关节炎、类风湿关节炎、肩周炎、网球肘、腱鞘炎、颈椎病、腰椎骨质增生等。

4.用法 按《黄帝内经》"以痛为腧"的原则，取患者疼痛最明显处作一标记，根据痛处面积的大小，将药姜片（药酒浸泡过的姜片）1～2片平放于此处，上置艾炷，点燃，如觉甚热，可将姜片略抬起，停片刻，再放下，等艾燃尽，取

起另换，每穴连灸 3 壮。每日 1 次，5 次为 1 个疗程。

5. 注意事项 局部皮肤有出血破损者，待皮肤愈合后方可使用；若在灸处出现奇痒、潮红，甚至水疱，系药艾过敏或艾火灼伤，无须紧张，用紫药水或万花油涂搽即可，保持局部清洁，3～4 日即可干瘪结痂，愈后不留瘢痕。

6. 方解 隔药姜灸能够对上述病证产生良好的治疗效果。艾叶能通十二经，善于温中，逐冷，行血中之气、气中之滞。外用药酒中，生川乌、生草乌、生半夏、生南星、麻黄、川椒、樟脑、乳香、没药等辛香温热，活血化瘀。以药酒泡生姜片作垫隔物，燃艾，烘灼腧穴，作用集中，热力均衡，温和持久，徐入缓进，透达深远，连绵不断，药效循经可直达病所，使温通经络、调和气血、祛寒逐湿、祛风定痛等作用得到充分发挥。

本法把药、姜、艾的辛温结合起来，并以火的热力直透肌肤，能使局部红晕，甚至可使皮肤发疱，真可谓"火气虽微，内功有力"。隔药姜灸尤对冷痛、痹病疗效甚好。

二、艾灸加敷贴妙治类风湿关节炎

类风湿关节炎是一种以关节滑膜炎为病理基础的慢性全身性自身免疫性疾病，可累及多器官、多系统，临床以关节晨僵、对称性关节肿痛、屈伸不利甚至畸形为主要特征。本病易在冬季发病，属中医"痹病"范畴。

1. 艾灸法 每次选局部患处的 4～6 个穴位或加选肾俞、足三里，每穴每次施灸 10～20 分钟，每日或隔日 1 次，10 次为 1 个疗程，疗程间隔 5 日，再行下一疗程。注意：灸后 1 个月内忌生冷辛辣、肥甘厚味，如鸡、鹅及鱼腥等发物；禁冷水洗浴，避吹冷风，忌房事。

2. 敷贴疗法 取全蝎、白芷、三七、三棱、乳香、白芥子、川乌、伸筋草、透骨草、制胆星、姜半夏、冰片，按一定比例研为细末，用醋，或菜油，或温开水调配，于临睡前外敷于患部（以肺、肝、肾三经穴位为主），晨起取下，15 天为 1 个疗程。

三、艾灸也可除足癣

足癣是皮肤癣菌侵犯跖趾间表皮所引起的浅部真菌感染性疾病，属中医"脚湿气""臭田螺"范畴。选用艾火熏灸对本症有较好作用，现介绍如下。

患者取坐位，治疗前先清洗患处，并用刀片刮除病变处死皮或病甲，然后点燃艾条在患处熏灸，以雀啄式为主，调节艾火与患处的距离（1 ～ 2cm）使温度适宜，以患者能耐受，皮肤出现红润及温热感为度。每次灸 15 ～ 20 分钟，每日 2 次。10 次为 1 个疗程，连续 1 ～ 2 个疗程。

本病系湿火攻注足阳明胃经而成，使用艾火熏灸患部，可引邪外出，以热通郁，使气机通畅，郁热随艾灸之热气而外达，达到清热燥湿、杀虫止痒的效果。艾叶具有苦辛温燥之性，有抗菌作用。施灸时的高温可杀灭真菌，且有祛腐生新之效，促使病肤、病甲干燥、脱落、更新，从而治疗癣病。现代研究结果表明，艾烟对红色毛癣菌、絮状表皮癣菌、石膏样毛癣菌、足趾毛癣菌、趾间毛癣菌等 14 种致病性皮肤真菌均有良好的抗菌作用。

治疗期间应勤换鞋袜，保持足部清洁、透气、干燥，忌食辛辣食物。

四、艾灸治疗带状疱疹

带状疱疹中医称为"缠腰火丹""蛇丹""蛇串疮"，系疮疡类皮肤疾患之一，多发于胸背、头项、腰部。艾灸治疗效果较好，现介绍如下。

1. 常用穴位　阿是穴。

2. 操作方法　可选艾炷直接灸，于皮疹的两端及分叉处施行，灸量为患者有灼热感、能耐受为度。此法适用于成年人和皮疹宜放置艾炷的部位。亦可选艾条熨热灸，即视疱疹大小，用清艾条二三支点燃后，在局部行回旋灸，至皮损部充血发红，疼痛、瘙痒消失为度，时间 20 ～ 30 分钟。此法适用于小孩或皮疹位置不宜放置艾炷的部位。以上疗法每天 1 次。神经痛及皮疹局部辣痛严重者，每天可进行 2 次，少数患者亦可进行 3 次。15 次为 1 个疗程。

3. 作用机制　带状疱疹乃由火热毒邪郁于皮肤、经络，气血壅遏而发病，采用艾灸阿是穴治疗，可疏通局部血络，以热引热，引邪发散，拔引郁毒。此外，艾灸作为一种温热刺激具有活血消炎的作用。

五、艾灸治疗高脂血症

高脂血症属中医"痰浊""痰湿"范畴，与五脏中的脾虚直接相关。高脂血症是动脉粥样硬化、心脏血管疾病发生的危险因素之一，临床上多采用药物、针刺等降脂，殊不知艾

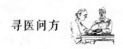

灸也是一种有效的治疗方法。

治疗时，可选脾经、胃经的足三里、丰隆、三阴交、阴陵泉，配合神阙、关元、气海、悬钟、脾俞等其他经脉治脾要穴，用清艾条，对上述穴位施行悬灸法，每次取 2 ～ 3 穴，每次每穴艾灸时间至少为 5 分钟，亦可多至 15 分钟。每日或隔日 1 次施治为佳，1 ～ 3 个月为 1 个疗程。艾灸时以患者穴位处皮肤感到热而不烫，能够耐受且较舒适为度。

为何小小艾条能有如此作用？因足三里为胃之下合穴，有补益脾胃、升发脾阳、消滞助运的作用；丰隆化痰降浊、运脾通脏、宣通气机、蠲化痰浊之效最为卓著；三阴交、阴陵泉均为脾经要穴，分别为足三阴经的交会穴及脾经合穴，有调理脾胃、健脾助运的功用。神阙、关元、气海均为任脉经穴，有益肾调经、回阳补气、调理脾胃的功能；悬钟属胆经穴，可疏肝利胆、通经络、祛风湿；脾俞属膀胱经，可健脾利湿、和胃助运。共灸上穴可奏活血化瘀、疏肝利胆、温补肾阳、通腑顺气、调脾降脂之效，调整了脾的功能，从而促进了人体脂质代谢过程的正常进行，使血脂水平有所下降。

本法疗效稳定，患者或家属可自行操作，作用维持时间较长，价格低廉，尤其是没有毒副作用的优点，为药物降脂所不及。

六、艾灸治疗急性尿潴留

急性尿潴留是临床常见的急症，常由于膀胱颈部以下严重梗阻，使尿液潴留于膀胱内，也有因腹部、会阴手术后切口疼痛，不能用力排尿而致。选用艾灸治疗本病疗效较好。

1. 穴位　以气海、关元、中极为主穴，三阴交、次髎为配穴。

2. 操作　患者平卧或侧卧，双腿屈曲，暴露施灸穴位。点燃清艾条2～3根，将燃着的一端距离穴位2～3cm处施灸，以温热舒适、略有灼痛为度。各穴轮流悬灸，每穴灸10～20分钟。每日灸1次，2日为1个疗程。

3. 作用机制　中极系膀胱之募穴，关元系小肠之募穴，气海位于脐下1.5寸处，此三穴均有补肾培元、清热利湿、益气和血之功。三阴交系足太阴脾经、足厥阴肝经和足少阴肾经之会穴，为治泌尿生殖系统疾病的主穴，有健脾益气、调补肝肾之功。次髎为膀胱经穴位，有壮腰补肾、清热利湿的作用，温灸此穴可兴奋骶髓排尿中枢，促进尿道平滑肌收缩，以利排尿。

七、艾灸治疗麦粒肿

麦粒肿系眼睑边缘所生小疖，状似麦粒，易于溃脓，属中医"针眼""眼丹"范畴。艾灸治疗麦粒肿，对未成脓者可使其自行消退，对已成脓者可促溃脓，局部不留瘢痕，有根治效果。现简介如下。

1. 常用穴位　后溪、眼耳穴。

2. 方法　将艾绒捏成麦粒大的艾炷，取左灸右、右灸左之法，首先于后溪穴上行直接灸，待艾炷烧为灰烬，再换第2炷，连续灸3炷，尔后用艾条悬灸眼耳穴，以患者可忍受为度，每次5～10分钟。每日2次，2～4日可愈。

3. 作用机制　本病是眼睑皮脂腺体或睑板腺受金黄色葡

萄球菌感染而发生的急性化脓性炎症。后溪穴为手太阳小肠经腧穴，又是八脉交会穴之一，通督脉，有散风清热、疏经活血之功，眼耳穴有清热明目之功，加上艾灸的温经散寒、活血祛风、除湿止痛的作用，共奏泻实疏风清热之功。

八、艾灸治疗慢性鼻炎

慢性鼻炎是指鼻腔黏膜及黏膜下组织的慢性炎症，属中医"鼻渊""鼻窒"范畴。本病多由外感风寒或风热，邪毒留滞鼻窍，日久伤肺，肺气不宣，鼻窍不通而成。使用艾灸法治疗本病，效果较好，现简单介绍如下。

1.选穴 下关。

2.方法 取艾条1支，燃着一端，对准下关穴悬灸，至局部皮肤潮红，有热感为度。每次20～30分钟，每日1～2次。

3.作用机制 取下关穴时，先嘱患者将口腔尽量张开，在颧弓下缘凹陷处可触摸到下颌骨髁突，然后嘱患者闭口，这时，下颌骨髁状突则向后隐匿，下关穴即在张口时下颌骨髁状突可触摸到的位置。下关穴属足阳明胃经，起于鼻，下循鼻外，故可治疗鼻部疾患，又因下关穴深层有蝶腭神经节及腭前、腭后神经通过，故用艾灸可直接刺激蝶腭神经节，使支配鼻腔黏膜和黏膜下组织的交感神经和副交感神经趋于平衡状态，恢复调节功能，起到温通气道、宣畅鼻腔之功。

九、艾灸治疗面神经炎

面神经炎，又称周围性面神经麻痹，是最为常见的自发性面神经瘫痪的疾病，主要是由于茎乳孔内面神经发生急性非脓性炎症，造成周围性面神经功能障碍，临床以表情肌失用、口角歪斜、眼裂扩大、鼻唇沟平坦、鼓腮漏气等为主要表现。任何年龄和季节均可发病。中医灸法治疗本病疗效良好。

1. 常用穴位 以翳风、地仓为主穴，下关、牵正为配穴。

2. 灸法 取艾条 1 支，熏灸患侧穴位（手持艾条悬灸，或采用灸架固定艾条，持续温灸均可），以局部皮肤潮红为度。每次 30 分钟，每日 2 次。7 次为 1 个疗程，连续 2 ~ 3 个疗程。

3. 注意事项 要多休息，少说话、少看书、少受风寒；禁吃酸、辣、酒等刺激性食物。

翳风为手少阳三焦经腧穴，本经支脉从耳后入耳中，出走耳前，交叉于面颊部，其深层正当面神经干从茎乳突穿出处，灸此穴可祛风散寒、疏通经脉；地仓有祛风邪、通关窍、开仓廪之功；下关有疏风开窍、通利牙关、清热止痛的功效；牵正有清热通络之功。艾灸以上四穴可调和经气，运行气血，散寒通络，疏通诸阳经上循头面之经气，祛除太阳、少阳、阳明经风邪，使口眼歪斜得以恢复。

十、艾灸治疗颞下颌关节紊乱综合征

颞下颌关节紊乱综合征又称颞下颌关节痛，系口腔科常见病，好发于 20 ~ 40 岁的青壮年。中医学认为，本病与风寒湿关系甚大，属"痹病"范畴。用温热疗法，尤其是艾灸治疗本病效果较好，现简单介绍如下。

1. 常用穴位　以下关、听宫为主穴，阿是穴、颊车为配穴。

2. 用法　取清艾条1根点燃，于患侧穴位距离皮肤2寸左右，施以温和灸法，使穴位皮肤红润、充血为度，各穴灸10分钟，每日2次。5日为1个疗程，连续1～2个疗程。

3. 作用机制　下关位于耳屏前约二横指，颧骨弓下凹陷中，有疏风邪、司牙齿开阖之功能。听宫位于耳屏前凹陷中，张口时凹陷最明显，系手太阳小肠经、手少阳三焦经和足少阳胆经之交会穴，有宣窍止痛、宁神定志、通经活络的作用，为治下颌关节病之良穴。颊车位于下颌角前上方约一横指之凹陷中，牙齿咬紧时凹陷处有一块肌肉突起来，有疏风活络、消肿止痛、通利牙关的作用。阿是穴为动态穴，现代称"敏感点""压痛点"。诸穴相配，共起疏风通络、调和气血之功效，加上艾灸的理气血、逐寒湿、温经止痛的作用，共同促进局部的血液循环，能使紊乱的关节较快恢复。

十一、艾灸治疗前列腺炎

前列腺炎是一种非特异性感染所致的前列腺炎性改变，临床上分为急性和慢性两种。本病多因寒湿瘀阻，气滞血瘀，败精阻滞所致，属中医"精浊""劳淋"范畴。中医艾灸法治疗此病疗效较好，无痛苦，且易操作。现介绍如下。

1. 常用穴位　中极、会阴。

2. 方法　先取仰卧位或坐位，用艾条悬灸中极20～30分钟后，再取俯卧屈膝位（膝胸位），使会阴部充分暴露，以会阴为中点，用艾条悬灸，由尾骨尖开始，越过肛门，经会阴沿阴囊后中线至其尽处，来回灸 20 ～ 30 分钟，以局部皮肤红晕而不灼热、能耐受为度。每天 1 次，严重者每天 2 ～ 3 次，10 天为 1 个疗程，中间休息 2 ～ 3 天，再做下一疗程，连续 2 ～ 4 个疗程。

3. 作用机制　中极位于下腹部正中线上，当脐下 4 寸处，乃任脉与足三阴经的交会穴，又系膀胱募穴；会阴，在会阴部，当阴囊与肛门连线中点处。两穴均有补肾培元、清热利湿之功能，加上艾火的热力，共奏补肾通淋、温经通络、行气活血、祛湿逐瘀、消肿散结之功，故能使由前列腺炎、前列腺肥大所致的疼痛及相应症状逐渐减轻，乃至消失。

十二、艾灸治疗妊娠呕吐

1. 穴位　内关、中脘、足三里、公孙。

2. 用法　用自制艾条（取藿香 50g 研细末，2 年以上的陈艾叶 250g，揉搓成绒团状，两药混合均匀，用细麻纸或易燃的薄纸卷裹而成），或选药店出售的清艾条点燃，对准选定穴位，距皮肤 1 寸左右行温和灸，直至所灸穴位的皮肤潮红为止。每日 1 ～ 2 次，每次 15 ～ 20 分钟。10 ～ 12 次为 1 个疗程。

3. 作用机制　妊娠呕吐主要为胎气不和所致。怀孕后月经停闭，阴气下聚以养胎，血分不足而气分常有余，冲脉之气盛，素体胃气虚弱或脾虚生痰，气机失调，冲气上逆犯胃，胃气失和，逆气上冲，发为恶阻。鉴于以上发病机制，选择内关（位于手腕横纹向上三指宽处）以和胃理气降逆；中脘（位于脐上 4 寸处）为胃之募穴，可健脾和胃；足三里（位于外膝眼下四指、胫骨边缘）是治疗胃肠疾患的常用穴，可调理脾胃；公孙（位于足内侧，第一跖趾关节后 1 寸骨下凹中）系脾经之络穴，有理气宽膈、除痰除烦之功。诸穴相配，共奏健脾益气、和胃降逆止呕之功，再加上芳香和中止呕的中药藿香，更能增强其疗效。

临床用时，应注意此期胎胞未固，要中病即止。

十三、艾灸治疗荨麻疹

1.穴位　肩髃、曲池、中脘。

2.用法　令患者平卧，暴露穴位，取艾绒似绿豆大直接放在穴位上各灸 3 壮，每 2 天灸 1 次，10 次为 1 个疗程，连续 1～2 个疗程。瘢痕灸效果更佳。不留瘢痕灸者，可待艾绒烧至将尽时，用小夹子夹起，稍离皮肤，使之热而不灼伤肌肤。

3.注意事项　对于实热、阴虚血热、行经期间，先行针刺曲池、外关、合谷，以祛热邪、舒经络，尔后再行灸法。

4.作用机制　肩髃位于肩头前面正中凹陷中，当上臂外展或向前平举时，肩部出现两个凹陷，前方的凹陷即是本穴，系手阳明大肠经和阳跷脉之交会穴，能疏经利节。曲池位于肘横纹桡侧端与肱骨外上髁连线中点处，系大肠经之合穴，有疏风清热、行气和血、利节通络功效，尤擅清血中之热。中脘位于上腹部正中线上，当脐上 4 寸处，系胃之募穴，八会穴之腑会，又是任脉、手太阳小肠经，手少阳三焦经和足阳明胃经之交会穴，有健脾和胃、行气活血、清热化滞的功能。诸穴相配，共奏温经散寒、活血祛风、调整人体气血、濡养肌肤、防御外邪的作用，诚为治疗荨麻疹之良法。

十四、艾灸治疗支气管哮喘

支气管哮喘中医称之为"喘息"。艾灸疗法治疗本病有独特的优势，现简单介绍如下。

1.穴位　肺俞、少商穴。

2.操作　首先取艾炷为花生米大小点燃，放于肺俞穴上，燃至不能耐受的热度，换炷续灸，以局部皮肤潮红为度。若温热感达到胸部，觉气息通畅；或温热感达到四肢，足底出冷汗，则效果较好。尔后用艾炷灸双侧少商穴 3～5 壮，直接灸。每日 1 次，10 次为 1 个疗程。连用 1～2 个疗程。

3.作用机制　肺俞位于第三胸椎棘突下，督脉身柱穴旁开 1.5 寸，属膀胱经穴，为肺气所输注，有疏散风热、养阴清肺之功；少商位于拇指桡侧端，距指甲角 1 分许，为肺经之井穴，有清肺利咽、清热之功。两穴相配，可宣肺清热化痰，止咳平喘，尤其是艾灸温通后，能快速调节支气管哮喘患者的肺脏气机，缓解气道平滑肌痉挛，改善肺功能。

十五、艾灸治疗足跟痛

引起足跟痛的原因很多，除受冷湿寒邪、长久站立外，跟骨骨刺、跟腱炎、跟垫炎、跟骨结节滑囊炎、类风湿关节炎等都可表现为足跟痛。临床上常用针刺、直流电药物离子导入法等治疗，但患者常因疼痛放弃治疗，选用艾灸法治疗本病既简单又有效，现介绍如下。

1.穴位　以足跟疼痛点（阿是穴）为主，辅以昆仑、太溪。

2. 操作 将药艾条点燃后，灸疼痛点及穴位，开始可距皮肤近些，以能耐受为度。每次45分钟，每日1次，10次为1个疗程，连续1～2个疗程。

3. 作用机制 太溪为足少阴肾经的腧穴，有滋阴补肾、清热利湿之功；昆仑系足太阳膀胱经之经穴，有疏通经络的作用。药艾条含有祛风、散寒、祛湿及活血化瘀的成分，故可达治疗目的。

十六、艾灸治梅尼埃综合征

梅尼埃综合征以头昏、眼花、恶心、呕吐、不能饮食、耳鸣为主要表现，由内耳迷路或前庭神经病变所引起，属中医"眩晕"范畴。其病位在头，病本在肝肾，临床上所见的患者绝大多数是虚证。艾灸治疗本病效果好，现介绍如下。

1. 穴位 以百会为主，辅以关元、命门。

2. 用法 患者取坐位，用剪刀把百会穴处的头发贴皮剪掉约贰分硬币大小，在上面放置同样大小的1.5～3mm厚的姜片，再把艾炷点燃放上，当患处有烧灼感时再换1炷，共灸25～30壮。或用艾条对准穴位，距皮肤2cm左右进行悬灸，以有温热感、局部皮肤红润充血、不起泡为度，每穴灸20分钟。每日1次，7次为1个疗程。灸后要卧床休息2个小时，中间休息3日再行下一疗程，连用1～3个疗程。

3. 作用机制 百会亦名三阳，又名巅上、五会及天满，属督脉，位于头顶中央（后发际正中直上7寸，即两耳尖连线与头部正中线之交点处），为阳中之阳，百脉聚会之处，与足厥阴经交会，为气血出入之要穴，具有补虚损、疗诸风、定惊醒脑、宣通气血之功效。患者在未行灸疗前若觉头顶有迟钝或木胀感，灸时可感热力渗入脑内，症状随之减轻或消失。由此可见，灸百会可以使人体的气血上充于脑，灸以温之，温则气血畅、脉道通、神明清、平衡复、眩晕自止。关元（位于前正中线，脐下3寸处）属任脉，为任脉和足三阴之会；命门属督脉。两穴合用，共收补益任督、调理肝肾之功。

十七、艾灸治胸痹

胸痹是指胸部闷痛，甚则胸痛彻背、短气、喘息不得卧为主症的一种疾病。常见于冠心病、心绞痛等。多由痰阻、气滞、血瘀、心阳不振所致。艾灸疗法对本病效果较好，现介绍如下。

1.穴位 内关、膻中、心俞、至阳、曲泽穴。

2.用法 患者取平卧位，充分暴露穴位。点燃艾条后，先灸一侧内关穴，灸火距皮肤半寸或一寸，采用温和悬灸法，使局部有温热感，而无灼痛为宜；施灸15～20分钟，以局部皮肤呈红晕为度。然后同法灸另一侧内关穴及其他穴位。每天一次，10天为1个疗程，疗程间休息1天。连续治疗5～10个疗程。治疗期间停用中西药物。但在心绞痛发作时可服硝酸甘油片。

3.作用机制 内关穴（位于腕横纹上2寸，掌长肌腱与桡侧腕屈肌腱之间），可清心胸郁热而宣心阳，善治心、胸、胃疾患。膻中（位于两乳头之间凹陷中），可宽胸理气、温阳通络除痰。心俞（位于第 5 胸椎棘突下，旁开 1.5 寸处），可通阳散结，理气活血，化痰宁心。至阳穴（位于第 7 胸椎下陷中，约与肩胛骨下角平齐），可宽胸利膈、清热化痰。曲泽穴（位于肘窝横纹中央，大筋、肱二头肌腱内侧凹陷中），可清热除烦、舒筋活血。诸穴合用，则可振奋胸阳、温通心气、通脉活血、行瘀止痛，故可治疗胸痹（冠心病、心绞痛），对改善心功能、降低血脂亦有较好的疗效。

十八、艾条灸治胃脘痛

胃脘痛是以胃脘部近心窝处发生疼痛为主的疾患。其发生多由感受外邪、饮食不节或情志刺激，或中焦虚寒，失于濡养，致气机阻滞，不通而痛。病位在胃，在肝、脾有关。包括西医的急慢性胃炎、胃及十二指肠溃疡、胃神经官能症、胃癌等疾病。用艾灸治疗不仅能改善症状，而且能较快获效，尤其是止痛，值得推广。

1. 常用穴位 选中脘、足三里、公孙穴。

2. 用法 患者取仰卧位或稍低坐位，常规消毒后，双手自持点燃艾条，先灸双足三里穴 20 分钟，再灸双公孙穴 10 分钟，中脘 15 分钟。以患者自感温热为度，每日早晚各灸 1 次。5 日为 1 个疗程，疗程之间休息 2～3 天，再行下 1 个疗程。对急性发作的疾病多数 1～2 个疗程可愈；慢性者则需 4～6 个疗程。

3. 作用机制 中脘为六腑之会，胃之募穴，能健脾温中、补气安胃；足三里乃胃之合穴，合治内腑，有升清降浊、培补后天、益气升阳之功，为治胃病之要穴；公孙为脾经络穴，通于冲脉。诸穴相配，共奏益气温中、健脾和胃、活络止痛之功。

4. 注意事项　嘱患者心情开朗，劳逸结合，注意饮食，少吃多餐，不吃刺激性食物及吸烟喝酒。更不要吃生硬食物。

十九、按摩治疗眼睑跳动症

中医学认为，眼睑频繁跳动是患因肝脾两经失调，血虚而气不和顺所致，日久，会给患者带再来工作、学习、生活上的不便。选用按摩治疗效果不错，者现简单介绍如下。

1. 穴位　以眼点穴为主穴。合谷穴为配穴。左患取右，右患取左。

2. 用法　以左眼睑跳动为例，患者取坐位，医者立于患者前方或左侧位，左手握患者左手腕，右手拇指着于眼点穴，先用拇指腹轻揉 2 分钟，再用拇指峰点按 3 分钟，最后轻拿合谷 3～5 分钟。每天 1 次，轻者 1～2 次可愈；重者 7～10 次可见效。

3. 作用机制　眼点穴位于人体的颈部，在后颈凹陷部旁开左右约 2cm 处。合谷位于拇、食指并拢，两指掌骨间有一肌肉隆起（骨间背侧肌），隆起肌肉之顶端即是本穴，为手阳明经原穴，有疏风清热，通络开窍，通调气血之功。两穴合参，使用按摩手法，由表及里，治理阳明之经络，顺其经气，和其血脉，动即止也。

二十、拔罐治哮喘

拔罐法古称角法，又称吸筒法。在马王堆汉墓出土的帛书《五十二病方》中就有记载，主要用于外科吸血排脓治疗疮疡。后来又扩大应用于肺结核、风湿病等诸多病症。它是中医针灸三大传统（即针刺、艾灸、火罐）治疗手段之一。

拔罐法是以罐为工具，利用燃烧物的热力排去罐内空气，造成负压，（使之）吸附于俞穴或应拔（病变）部位的体表，产生刺激，使之充血、瘀血，以达到防治疾病的目的。下面介绍一下治哮喘的拔罐疗法。

1.穴位　膻中为主穴，肺俞为配穴。

2.方法　患者先取仰卧位而后取俯卧位，术者选好需用的中、小型玻璃火罐，用 75% 的乙醇棉球常规消毒穴位皮肤，随即用镊子夹 95% 的乙醇棉球，点燃后在罐内绕 1～3 圈再抽出，并迅速将罐子扣在应拔的部位上，切勿将罐口烧热，以免烫伤皮肤。持续 5～10 分钟，应使患者皮肤穴位红润充血。起罐方法，一般先用左手夹住火罐，右手拇指或食指在罐口旁边按压一下，使空气进入罐内，即可将罐取下。若罐吸附过强时，切不可硬行上提或旋转提拔，避免拉伤。每日治疗 1 次，7 次为 1 个疗程，中间休息 2～5 日，再行第二个疗程，连续 2～3 个疗程。

哮喘是一种常见的肺部过敏性疾病，中医称为"喘息"。膻中属任脉，为心包经之"募"穴，为宗气之海，气之会穴，手足太阳经、手足少阴经与任脉之交会穴，位于胸前正中线上，平第 4 肋间隙，两乳头连线的中点，有调理肺气、疏通经脉气血、宽胸理气、止喘化痰之功。肺俞属膀胱经穴，位于背部第 3 胸椎棘突下，旁开 1.5 寸，为肺气所输注，有调和肺气之功。两穴并用善治气分病症，为治哮喘之验穴。火罐能扩张血管，改善局部病症的血液循环，具有行气活血、止痛消肿、散风祛寒除湿之功。其方法简便，经济安全，取穴少，见效快，无任何不良反应，便于推广应用。

二十一、超声波治疗给骨关节疾病患者带来福音

颈肩部、胸部、腰部、臀部等运动损伤，腰痛、腰椎间盘突出、神经痛（坐骨神经痛）、关节疾病（类风湿关节炎）、肩关节疾病（肩周炎、肩锁关节炎）、手关节疾病（腕神经炎、腱鞘炎）、软组织、肌肉、肌腱病变、骨折恢复期等病症，使人疼痛不堪，功能受损，严重困扰着人们的生活和工作。因此，可能首先会想到针灸按摩、药物等治疗。关于超声波的使用，用于探测体内疾病也许不陌生，至于用它来治疗以上疾病，可能会觉闻所未闻。

这种高科技的超声波治疗是指利用超声波发生器产生物理能，通过特制的声头，作用于人体部（穴）位，呈现三维光束分布，产生以下几方面功效：

首先使之产生机械效应，即超声振动可引起组织细胞内物质运动，从而显示出一种微细的按摩作用，可使细胞内部结构发生变化，导致细胞一系列功能变化。如神经生物电活性降低，不仅有镇痛作用，而且可使致密、坚硬的结缔组织延伸、松软，用以治疗瘢痕疙瘩、硬皮症及挛缩等。

第二可产生温热效应（超声在人体或其他介质中均可显著产生热，产热过程即是机械能在介质中转变成热能的能量转换过程，这也是内生热的一种），可增强血液循环，加强代

谢，改善局部组织营养，增强酶的活力，降低肌肉和结缔组织张力，缓解痉挛及减轻疼痛，同时又可降低感觉神经兴奋性，也可起到镇痛的作用等。

第三是理化效应，即以上所提及的效应所促发的若干物理化学变化。实际上是上述效应的继发效应。主要表现在弥散作用，可促进物质交换，进而加速代谢，改善组织营养。还有触变作用，它对肌肉、肌腱有软化作用，有利于一些与组织缺水有关的病理改变，如类风湿关节炎病变和关节、肌腱、韧带的退行性病变。其宣化作用，可使肥大细胞脱粒、细胞功能改变，细胞内钙水平增高，成纤维细胞激活后蛋白合成增强，血管通透性增加，血管形成与胶原张力增加等。

超声波疗法无损伤、无疼痛、安全可靠、应用范围广，疗效高，一次治疗 20 ~ 30 分钟，每日或隔日一次，一般 6 ~ 8 次为 1 个疗程，慢性病 10 ~ 15 次为 1 个疗程或更多。我院软伤科于前段时间引进该仪器，如有上述病变，可在治疗前来就诊咨询，选择治疗。

二十二、捶背利健康

捶背法自古有之。背（脊）部系督脉和足太阳膀胱经所在，沿途分布着心、肝、肺、脾、肾、胃、胆、大肠、小肠、膀胱、三焦俞、命门等 50 多个穴位。进行适度捶打后，有振奋阳气、调和脏腑气血、舒筋通络、行气活血、消除疲劳、宁心安神等作用。

捶背与推拿（按摩）学中的拍法（虚掌拍打）、叩击法（虚拳叩击）类同。操作时，选坐位、卧位均可，双手沿脊柱两侧自上而下或自下而上轻轻拍叩，力求动作协调，节奏均匀，着力富有弹性。捶击力度以能使身体震动而不感到疼痛为宜。每日 1 ～ 2 次，每次 20 分钟左右。

有人研究发现，每日捶背 1 ～ 2 次，刺激背部皮肤和皮下组织，通过神经系统和经络传导，强化人体内分泌及神经系统功能，提高机体免疫能力，故能提高人的工作效率和皮肤健康等。

捶背简单易行，不受时间约束，可自己捶打，也可由他人捶打。对有心肺疾病，尚未明确诊断的脊椎病变、肿瘤疾病、严重骨质疏松、女性月经期间，则不要捶背，以免加重病情或引起意外。

二十三、刺络放血治疗腰腿痛

腰腿痛属中医"痹病"范畴，是多种疾病的常见综合征。其原因比较复杂，这里仅指腰扭伤、腰部慢性损伤、腰椎骨质增生症。发病与劳倦损伤、肝肾不足、跌伤或扭伤用力，或感寒湿等有关。表现为腰部、臀腿部疼痛或酸胀痛，活动受限或不利，患部明显压痛，直腿抬高试验阳性，部分患者舌尖或舌边见瘀点、瘀斑，委中、委阳穴下静脉怒张，X 线可有腰椎骨质增生。

治疗方法如下。

第 1 步：患者面对墙壁站立，小腿伸直，双手扶壁，暴露腘窝部皮肤。医生站立于后，寻找出委中或委阳穴处怒张之静脉，对静脉不显者，经轻轻拍打局部后，即可见隐隐静脉。

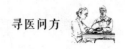

第2步：先用2%碘酒后用75%乙醇消毒局部后，右手持高压消毒过的三棱针，快速直刺委中或委阳穴下静脉血管内3～5分深，并立即出针，可见有紫红色血液流出。

第3步：立即将火罐拔吸在放血部位上，2～3分钟起罐，以血出自止为度，如血出不止，可用干棉球压迫。每次放血20～30mL。术毕嘱患者活动患部，一般施术1次取效。若痛未减，可隔1周后复施本术。

委中又名血郄，为足太阳膀胱经"合穴"，位于腘窝横纹中央，正当屈曲之中。委阳，为手少阳三焦的"下合"穴，属足太阳膀胱经，位于膝腘横纹外侧与股二头肌腱之间，当委中穴之外。

现代医学认为，刺络放血，其机制可能与对发挥神经体液调节作用，改善微循环、血管功能，改变血液成分，排除血中的有害有毒物质，增强机体免疫力有关。

治疗中发现刺血对急性损伤性腰痛，见瘀血证候（舌尖、边见瘀点或斑，穴位处见静脉怒张）的患者取效较好。对放出血量多（40～50mL以上的），血色先紫后红者，效果特别好，多有立竿见影（疼痛旋即消除，活动功能改善）之功。

注：在操作本方法时，最好在医生指导下进行。

二十四、夹脊温针灸治腰椎骨质增生

治疗方法：选取腰椎夹脊穴，以病变椎体为主，若病变椎体多者，取其首尾椎骨夹脊或间隔1～3椎夹脊穴。腰痛甚加肾俞，一般每次选3～4穴。在所选夹脊穴（即腰部正中督脉线上，旁开5分），与皮肤成60°角，针尖向棘突方向进针，以得气（酸、麻、胀）为度。针上面置自制灸架罩上，放入点燃的有烟或微烟艾条3～4截，留针30～40分钟，每日或隔日1次，10次为1个疗程。每疗程后休息2～3天。

腰椎骨质增生症是发生在骨和关节的增生性退行性病变。40岁以上的人易发，属中医学"腰痛""痹病"或"骨痹"范畴。腰椎部乃太阳经、督脉通过。腰夹脊穴，属经外奇穴，位于第1～5腰椎，各棘突间旁开0.5寸处。其深层解剖，每穴下有相应椎骨下发出的脊神经后支的内侧支以及伴行的动静脉，故夹脊与脊神经节段有密切关系。取此穴先针后灸，可温通局部经脉，激发督脉的经气，起到振奋元阳，沟通全身气机，温经通络，补阳益气，行气活血之功。艾叶性温，善祛风寒，温通气血，现代医学认为艾灸可使温热之气透入皮下组织，内注筋骨，促使椎间孔周围关节囊滑膜充血水肿消退。肾俞穴可调肾气，强腰脊，加强治疗效果。

临床上观察到本温针灸法对腰椎骨质增生症偏于风寒，气血不足患者适合，尤其是止痛效果较好。

二十五、灸法防治脑中风

脑血管意外是脑出血、脑血栓形成、脑栓塞、蛛网膜下腔出血和脑血管痉挛病的总称。属中医"中风"范畴，多见于中老年人。针灸治疗该病具有悠久的历史，并已成为一种疗效肯定的治疗方法。灸法不仅可以治已发中风，而且还可预防中风。现简单介绍如下。

1. 常用穴位 百会、神庭、脑户、风府、本神、前顶、曲鬓、风池、上星穴。

2. 辨证选穴 猝倒不醒（阳气虚脱）者，加神阙、关元、气海、章门；流涎、吞咽困难者加地仓、廉泉、内关；抽搐、目上视者加大椎、百会、太冲；大小便失禁者加肾俞、涌泉、太溪、三阴交；风痰壅塞者加天突、丰隆；偏瘫者，取大椎、上肢加肩髃、曲池、外关、合谷为主，下肢加环跳、阳陵泉、悬钟、昆仑为主；肘挛加尺泽；手指拘挛不伸，加后溪、八邪；小指次指不用加中渚；足下垂加解溪；足内翻加申脉；足外翻加照海。中风（前兆）预防，宜选足三里、绝骨穴。

3. 操作方法 将艾卷（条）的一端点燃对准应灸的腧穴或患处，距离皮肤 2～3cm 处进行熏烤，使患者局部有温热感而无灼痛为宜，一般每次取 3～5 穴，每穴灸 15～20 分钟，至皮肤红晕为度。每天灸 1～2 次，30 天为 1 个疗程，休息 3～5 天后进行下 1 个疗程，连续 3 个疗程或更长。腹背部穴可选艾炷或隔姜盐灸 3 壮。

4. 作用机制 中风病变在脑，与肝肾关系密切，气血瘀滞、经脉不通则为产生后遗症的主要病机。治疗宜补肝肾、益脑髓、温经通络、活血化瘀、醒脑开窍。根据经气运行规律，取多气多血之手足阳明经穴为主；辅以太阳、少阳经穴、督任脉穴等。该方法直接灸熨于人体腧穴，尤其是瘫痪麻痹肢体的局部，通过多次温熨可以产生一种有良性调整作用的刺激性，有利于患者局部微循环的改善，并通过以表调里的经络调节作用达到调节脑功能、改善缺血脑组织血液供应，有利于身体（肢体）功能的恢复。在灸治过程中应防止烧伤皮肤或烧损衣服。

二十六、灸法治鼻塞

鼻塞，多见于急、慢性鼻炎，过敏性鼻炎，风寒、风热感冒等病症。现将艾灸治疗此症的方法简单介绍如下：

1. 常用穴位 百会穴、迎香穴。

2. 用法 首选百会穴，行灸者食指及中指分别放置于该穴两旁，稍微张开，然后用点燃的艾条进行温灸，以行灸者中、食指能耐受热度为宜，尔后选迎香穴艾灸，一般每次灸 10～15 分钟，每日 3 次，分早、中、晚进行，3 次为一疗程，连续 1～3 个疗程。

3. 作用机制 本病多为阳气亏损，卫外不固，风邪乘虚外袭而致。百会系督脉和手足三阳经之会穴，有清头散风，维护阳气，卫外御邪之功；迎香为手足阳明大肠经和足阳明胃经之会穴，为治鼻病要穴，有疏风清肺，通利鼻窍之功。通过艾灸，督脉阳气得振，全身阳气得以温通，抵抗外邪之力增强，郁滞卫表之邪气则除，鼻窍得通故可取效。本法尤对风寒外感鼻塞者效果较好。

4. 注意事项 因治疗部位在头顶及鼻旁，故要控制温度，防止烫伤头脸部皮肤。避免过食生冷鱼虾，注意锻炼身体，增强体质，防止受凉。

二十七、灸法治寒战

寒战又称战栗、震寒，自觉寒冷，且躯体颤震。许多疾病，如各种感染、输血、输液反应、疟疾等均可发生，是临床上常见的急症之一。西医治疗多以保暖或用异丙嗪，取效时间长，且多有嗜睡，影响了解病情、体检及进一步诊疗。采用艾灸法治疗效果好，现简单介绍如下。

1. 穴位　大椎穴（背部第七颈椎棘突下）。

2. 用法　首先嘱患者侧卧位，将其衣领拉下，充分暴露穴位。尔后把艾条点燃对准穴位悬灸，待穴处及周围皮肤发红或者难以忍受温热后，改用雀啄灸法，直至寒热停止为度。一般 5 ～ 10 分钟即可见效。

3. 作用机制　大椎穴位于第七颈椎和第一胸椎之间，内通督脉，外走三阳，全身阳经之阳气均会聚于该穴，具有宣阳解表，醒脑安神，宣肺退热之功效。加上灸法的温阳补虚。回阳固脱功效，能提高机体的耐寒性，故能即刻起效。本法简便，容易操作，不增加患者痛苦。对寒战的病因及其并发症应同时积极处理。

二十八、灸法治疗膝关节炎

膝关节炎是以膝关节骨及软骨、滑膜为主要改变的疾病，临床上中老年发病较普遍，尤以 50 ～ 60 岁最多见。发病的根本原因是关节软骨的退化和损伤，属中医"痹病""骨痹"等范畴，可选用灸法治疗，现介绍如下。

1. 常用穴位　膝眼（双）、鹤顶、阿是穴、梁丘、血海、阳陵泉、阴陵泉、足三里、伏兔、膝阳关等穴。

2. 辨证选穴：风重加风市、绝骨、膈俞；寒重加肾俞、关元；湿重加三阴交、太溪；热重加委中、大椎；气滞血瘀加商丘、肝俞等。

3. 操作方法　首先取坐位屈膝或仰卧位屈膝成 120°，膝关节自然放松，然后将艾绒制成底面直径约为 1cm 大小的艾炷，放置于穴位之上，点燃艾炷，每次每穴灸 7～9 壮，一般每次灸 4～5 穴，每日 1 次，10 次为 1 个疗程。或取姜泥（即用生姜捣成泥糊状）放病变处（膝部）正中使其呈宽 3cm、厚 6cm 为底垫，加面筋置于姜泥两侧（以防艾火灼伤肌肉），将艾绒铺成如乌梢蛇背脊状的长蛇形，用时点燃艾绒上多个点，令其燃透为 1 壮，每次 3 壮，直至患者全身有温热感为止，隔日或 5 天 1 次，5 次为 1 个疗程。连续两个疗程。

4. 作用机制　艾灸以局部取穴为主，可疏通局部经气，使气血流通，通则不痛。"膝为筋之府"，取八脉交会穴之筋会阳陵泉舒筋通络，祛风散寒；内外膝眼为治膝关节病的特效穴，配阿是穴宣通局部经气；足三里、梁丘益气补血，扶正祛邪，通经活血止痛；阴陵泉、伏兔、鹤顶健脾除湿化瘀；膈俞为血之会穴；血海为活血要穴，养血祛风；关元、肾俞、太溪益火之源，振奋阳气，驱散寒邪；髓会绝骨（悬钟）、肝俞滋补肝肾，益气养血，强筋健骨；三阴交为肝、脾、肾三经交会穴，配脾俞、商丘健脾利湿，调血通络；委中、膝阳关、风市祛风活血，消肿止痛，缓急解痉；大椎补虚益阳，清热散风。诸穴合用，并加姜艾灸，可使热力通过病灶及穴位传入体内，起到辛温通络，行气活血，止痛化瘀，消炎消肿，祛风寒湿，减轻或者消除疼痛的作用。

二十九、灸法治疗坐骨神经痛

坐骨神经痛是指由坐骨神经本身病变或其周围相关结构

病变引起的坐骨神经通路及其分布区域的疼痛，是种疼痛症候群，并非独立的疾病，属中医"腰腿痛""腰股痛""痹病"等范畴。灸法治疗本病具有独特优势，以其能有效缓解症状而被广泛应用。此法早在《备急千金要方》《医学纲目》《医学入门》等书中就有记载。现将常用方法介绍如下。

1. 局部用穴 肾俞、志室、命门、腰阳关、腰夹脊、大杼、环跳、承扶、殷门、委中、承山、风市、阳陵泉、绝骨、昆仑、阿是穴等，均以患侧为主。

2. 辨证选穴 寒湿痹阻型，加大肠俞、气海俞、大椎等；湿热袭络型，加大椎、曲池等；气血阻滞型，加膈俞、心俞等；肾气亏虚型，加命门、关元、气海、太溪等。

3. 操作方法 每次选用 4～6 穴，痛点必选，各灸 3 壮（以 2cm 长艾段为 1 壮），或取清（药）艾条，点燃后分别在所选穴位处施雀啄灸，以穴位周围发红发热，患者自觉热力透至组织深层或热痒感为佳。每次灸 15～25 分钟，每日 1 次，10～15 次为 1 个疗程，连用 2～3 个疗程。

4. 作用机制 肾俞温补肾气，利水除湿。志室、命门、腰阳关、太溪、夹脊壮肾强督，疏调经气。大杼为骨会，主治骨病。气海调补气血。大肠俞通肠道以利腰膝。大椎有诸阳之汇之称，有鼓动正气之疗效。关元补肾理气壮阳，益气补中。环跳祛风湿，活气血，通经络。委中、承山缓急止痛，舒筋活络。筋会阳陵泉、髓会绝骨，两穴可舒筋散瘀，通络。阿是穴直达病所，散结消肿。诸穴相配，共奏补益肝肾、祛风除湿、温经散寒、活血通络之功，尤其是能调理整个下肢的气血经络，最终达到通则不痛之目的。现代医学认为，艾灸穴位有使局部毛细血管扩张、血流加速、促进血液循环、使无菌性炎症吸收、组织修复之功能。

三十、灸法治泄泻

泄泻，亦称腹泻，以腹痛，大便次数增多，粪便稀薄或完谷不化，甚至泄如水样为主要临床表现。其发病多因素体脾胃虚弱，运化失司，每遇情志不畅，饮食不节，寒湿暑热邪客肠胃，清浊不分而导致。受病脏腑主要在脾、胃和大肠、小肠，与肝、肾关系密切。本病一年四季均可发生，但以夏秋季为多见。泄泻可见于急、慢性肠炎，胃功能紊乱，过敏性肠炎，溃疡性结肠炎，肠易激综合征等疾病。《伤寒论》《卫生宝鉴》等就有用灸法治疗泄泻的记载，经临床使用效果较好，现介绍如下。

1. 常用穴位　以里内庭为主，配以神阙、关元。

2. 用法　嘱患者取仰卧屈膝位，用 75% 乙醇常规消毒穴位。先将艾条的一端点燃，对准里内庭（双），距皮肤 2～3cm，行雀啄灸法，每次 10～20 分钟，以患者能耐受为度，灸至全身发热最好。后将艾叶搓绒，做成似鸽蛋大小的圆锥形堆（即艾炷），取神阙、关元，用食盐填于穴上，稍高于皮肤 2mm，直径大于艾炷底平面，另换艾炷。慢性者 10 天为 1 个疗程，疗程间休息 2～3 天，连用 2～3 个疗程。

3. 作用机制　里内庭，属经外奇穴，为足针要穴，位于足掌面第二、三趾趾缝间纹头与足阳明胃经内庭穴上下对应，能调理胃肠、清热镇痛。神阙位于腹部中央，肚脐为中、下焦之枢纽，临近胃及小肠，故有健脾和胃、培元固本、止泻之功能。关元为小肠之募穴，有补肾培元、清热利湿、调节小肠之作用。诸穴合用，能使脾肾阳气机调畅，传导正常，泄泻自愈。现代医学研究表明，艾灸疗法可以增强机体免疫力，激发人体正气，消除炎症，减少渗出，故可以治疗急慢性泄泻。

三十一、灸法治血栓性浅静脉炎

1. 常用穴位 阿是穴、膈俞、膻中、血海。

2. 方法 首先用点燃的艾条温灸阿是穴（即条索状硬结处）15～30分钟，尔后灸其他穴7～15分钟，均灸至局部皮肤红润为度。每日1次，7次为1个疗程。

3. 作用机制 膈俞系八会穴之血会，有补血调血、理气化瘀之功效。膻中为足太阴脾经、足少阴肾经、手太阳小肠经、手少阳三焦经之会穴，是八会穴之气会，有活血化瘀、宽胸解郁、开心利肺等功效。血海又名百虫窠，为足太阴脾经穴，系脾血归聚之海，有祛瘀生新、和营调经、调和气血之功，善治一切血疾。阿是穴有疏通经络之功。温灸以上诸穴，共起行气活血、通经活络作用，既能使局部小血管扩张，血液循环增强，又有消炎止痛散结作用，故对本病有较好疗效。

三十二、灸脐益寿保健康

在农村，当有人出现肚子痛或拉肚子时，其家人常选用生青盐（食盐）填充于人体的肚脐上，再铺上艾绒点火燃烧，1～3次后多痛止泻停。其实，胃脘冷痛、胆囊炎、胆石症出现疼痛时也可进行以上隔盐灸法，止痛既快（有的 5～10 分钟见效），又简单无痛苦。另外，妇女产后出现尿潴留、婴幼儿肠绞痛、癥瘕积聚、口腔溃疡等都可用艾灸肚脐法获效。艾灸或隔物艾灸肚脐的方法自古就已有之。肚脐，即脐中、神阙，属任脉腧穴，与督脉、冲脉、胃经等有密切联系，系保健灸要穴。灸此穴，具有复苏（回阳）固脱、温补阳气、健运脾胃、延年益寿等功效。老年人阳气不足、真元虚惫者尤宜之。临床使用最多的要算温和灸，即每次用艾条灸脐部 10～20 分钟，至局部热甚，每日 1 次，10 次为 1 个疗程，间隔 10～20 天再灸。

炼脐灸法，又名重灸法、蒸脐灸，系隔盐灸法中加了五灵脂、木通、乳香、没药、干葱头、麝香等药，灸 1 次换 1 次药末，每月灸 1 次，适用于身体虚弱者，可强健脾胃功能，预防疾病。另外，隔姜灸、隔附子饼灸、温灸器灸等方法在临床上也常用。

现代医学认为，脐部角质层薄，无皮下脂肪，与筋膜、腹膜直接相连，有丰富的静脉网和腹下动脉分支，是一个良好的给药途径。当行脐部灸疗后，艾叶或药物燃烧后所产生的能量进入皮下，可激发经气，调整脏腑的功能，促进机体新陈代谢，增加白细胞、红细胞的数量和吞噬细胞的吞噬功能，调整和提高机体的免疫功能，增强机体的抗病能力。

三十三、灸治瘿病效果佳

瘿病是指以颈前喉结两旁结块肿大为主要临床特征的一类疾病，相当于现代医学的甲状腺瘤、甲状腺功能亢进等疾病。中医学认为，本病由情志郁结所致。情志郁结会影响到肝脾之气的调畅，郁而化火，心阴被耗，痰郁内结，凝滞于颈部经络而发病。女性及素体阴虚者易患本病。临床发现，运用艾灸治疗瘿病，效果较好，故简单介绍如下。

1. 穴位 水突、廉泉、天突、风池、天柱、大椎、肺俞。

2. 用法 用艾卷直接灸，选直径约 0.7cm 的小艾卷点燃后隔 7 ~ 8 层纸按压在腧穴上，一按火灭为 1 壮，每穴灸 5 ~ 7 壮，适用于背部俞穴；再用艾条悬灸头项部俞穴，每次 20 ~ 30 分钟。每日 1 次，15 次为 1 个疗程，连用 1 ~ 2 个疗程。

3. 作用机制 水突位于结喉旁 1.5 寸（人迎）与气舍之间，为足阳明经穴。廉泉位于结喉上方凹陷中，天突位于胸骨上窝正中，均为任脉和阴维脉之会穴，有理气化痰、活血化瘀、散结之功。风池在督脉风府旁大筋（斜方肌）外，后头骨下凹陷中，为足少阳胆经、手少阳三焦经和阳维脉之会穴。大椎位于第七颈椎与第一胸椎之间凹陷中，系督脉和手足三阳经之会穴。天柱位于第一胸椎下，督脉陶道旁 1.5 寸，为足太阳膀胱经、手太阳小肠经、手少阳三焦经和足少阳胆经之会穴。肺俞位于第三胸椎下，督脉身柱旁 1.5 寸，系背之俞穴。诸穴相配，有疏通经络、行气散（破）结、化痰消瘿、活血行瘀之功能，加上艾灸可调整机体阴阳、脏腑的功能，尤其通过调节机体的免疫功能而改善甲状腺功能，从而达到病愈目的。

三十四、老年痴呆艾灸治

老年痴呆系指发生在老年原因不明的进行性痴呆，以记忆缺损或丧失、人格障碍为特征的慢性疾患。其病理改变以大脑的萎缩和变性为主，药物治疗无明显疗效。艾灸疗法对此有一定疗效，倍受患者青睐。临床上，可以百会、神庭、四神聪、丰隆、大椎、风府、神门、内关、合谷为主，配合风池、足三里、解溪、太冲、心俞、肾俞、肝俞。每次取主穴 1～2 个，配穴 2～3 个进行艾灸治疗。每穴灸 10～15 分钟，每日 1 次，4 周为 1 个疗程，可连续 2～5 个疗程，每疗程中间休息 3～5 天。

中医学认为，该病多为虚、痰、瘀，本虚而标实。老年人多年迈体弱，脏腑功能虚衰，尤以脾、肝、肾、脑功能失调为主，痰湿内生，上蒙清窍，气血阻滞，脉络闭阻，脑髓失常，元神失养，灵机混乱，神志不清而发本病。上穴涉及手阳明大肠经、手厥阴心包经、督脉、手少阴心经、足阳明胃经、足厥阴肝经、足太阳膀胱经等，其经络循行于上下周身，大多为治头痛、心痛、癫疾要穴，故相互配合，能上下互联，阴阳并举，调和经脉，疏通气血，豁痰利浊，可开清窍、定心神、疏肝郁、运脾气而治呆变。同时需注意患者的精神调摄及智能训练，调节饮食起居，以清淡饮食为宜，旨在协助治疗。

三十五、落枕的针刺疗方

落枕是指急性单纯性颈项强直，活动受限的一种病症，又称项强、颈部伤筋。本病多由于睡眠姿势不当，枕头高低不适，或局部受风寒，疲劳扭伤，以致局部脉络受损，经气不调，筋脉拘急所致。轻者 4 ～ 5 天可自愈，重者颈项疼痛，向头部、背部或上肢放射，可延至数周不愈。本病治疗方法较多，现仅以针刺疗法择要介绍。

1. 针刺中渚　取中渚常规消毒后，直刺 0.5 ～ 0.8 寸，进针后施强刺激，使针感传至肩臂部，留针 30 分钟，5 ～ 10 分钟行针 1 次，以患侧为主。一般 2 ～ 4 次可愈。

中渚位于手背第四、五掌骨间，掌指关节后凹陷中，俯掌或握拳取穴，有疏筋利节、活血通络之功。

2. 针刺悬钟　悬钟，直刺 1 ～ 1.5 寸，或针尖向上斜刺，针感最好向上传导，用泻法，同时嘱患者缓缓活动颈项部，留针 20 ～ 30 分钟。1 ～ 2 次可愈。

该穴位于外踝尖上 3 寸，腓骨前缘凹陷中，有疏肝理气、活血通络之功，所属足少阳胆经循行于项部，故刺之有效。

3. 针刺丰隆　取丰隆，患者选端坐位，一侧颈项强痛者，取对侧丰隆，双侧者取两侧。直刺 1.5 ～ 2 寸，得气后持续捻针 1 ～ 2 分钟，强度以能耐受为度，令患者做回颈俯仰活动，留针 20 ～ 30 分钟，10 分钟运针 1 次，大多针后症状见减。若病情较重，可配合局部拔罐法。

该穴位于小腿前外侧外踝尖上 8 寸条口穴外，即胫骨外约二横指两筋间隙中，宜仰卧或垂足取穴，有疏经活络、通调项部经气的作用。

4. 针刺风池　正坐取穴，向对侧太阳或向鼻尖斜刺 0.8 ～ 1.2 寸，留针 15 ～ 20 分钟，行平补平泻法。拔针后，再揉拿两侧风池各1分钟，继以配合拿捏法于颈椎两侧，用拇指点揉法自患侧乳突处沿胸锁乳突肌向下点揉分至胸骨头和锁骨头数次；最后医者一手托患者下颌，另一手放于患者后枕部，双手同时缓慢用力向上拔伸，并使其头后仰，每次持续1分钟左右，如此反复数次。令患者放松项部肌肉，医者双拇指分别点压于两侧肩井穴上，同时让患者缓慢向健侧和患侧转动头部至最大限度，并配合头部前屈、后伸活动各1～2次。1～3次为1个疗程。风池位于胸锁乳突肌与斜方肌之间的凹陷中，平风府处，有祛风解表、散寒祛湿、健脑镇痛、清头安神之功。肩井位于大椎与肩峰连线之中点，有理气疏经、行血活络之功。

5. 针刺落枕　取落枕，针尖向上斜刺5分，重度捻转，使针感向上臂放散，留针20分钟，让患者活动患部，边捻针，边活动，持续行针约10分钟。1～3次可愈。

该穴属经外奇穴，系近代发现治疗落枕的经验效穴，位于手背第2、3掌指关节后一横指，有疏通经络之功效。

三十六、轻松捶背利健康

当人们劳累一天后，互相捶捶背，疲劳顿消。尤其在双休、节假日期，儿女们带着小朋友去长辈家看望团聚时，作为小辈，常常会在长辈难得空隙之时，伸出自己的小手给长辈捶捶背，虽然时间很短，但给人愉悦轻松之感则久久不能忘却。

捶背法自古有之。《红楼梦》里有很多关于捶背的细节描述，在贾府中，丫鬟们经常为贾母、王夫人等捶背。捶背不仅使人们感觉松快，还可以减轻疾病的症状。背（脊）部系督脉和足太阳膀胱经所在，沿途分布着心俞、肝俞、肺俞、脾俞、肾俞、胃俞、胆俞、大肠俞、小肠俞、膀胱俞、三焦俞、命门等50多个穴位。进行适度捶打，有振奋阳气、调和脏腑气血、舒筋通络、行气活血、消除疲劳、宁心安神等作用。

捶背与推拿（按摩）学中的拍法（虚掌拍打）、叩击法（虚拳叩击）类同，操作时，选坐位、卧位均可，双手沿脊柱两侧自上而下或自下而上轻轻拍叩，力求动作协调，节奏均匀，着力富有弹性。捶击力度以能使身体震动而不感到疼痛为宜。每日1～2次，每次20分钟左右。

研究发现，每日捶背1～2次，可刺激背部皮肤和皮下组织，通过神经系统和经络传导，强化人体内分泌及神经系统功能，提高机体免疫力和抗病能力，提高人的工作效率。

捶背简单易行，不受时间约束，可自己捶打，也可由他人捶打。对有心肺疾病，尚未明确诊断的脊椎病变、肿瘤疾病、严重骨质疏松、女性月经期间，则不要捶背，以免加重病情或引起意外。对精神紧张、情绪激动者，可选轻而缓的补法捶背；对精神不振、倦怠乏力者，宜采用强而快的泻法捶背。

三十七、小儿遗尿，艾灸治疗

小儿遗尿大多由先天禀赋不足，下元虚寒，或后天失于调养，肺脾气虚，膀胱约束无权而致。临床采用艾灸治疗该病效果较佳。

1.穴位　关元、肾俞、通里、大钟。

2. 用法 先灸关元 15 分钟，后灸肾俞 15 分钟，再灸通里、大钟 30 分钟，以皮肤感到灼热但能忍受为度，每日 1次，5 次为 1 个疗程，连灸 2～4 个疗程。

3. 作用机制 关元在肚脐下 3 寸，系小肠之募穴，任脉和足三阴经之交会穴，为培元（补肾）固本之要穴。肾俞在第二腰椎下，督脉命门旁 1.5 寸，系肾在背之俞穴，有益（补）肾固精滋阴之功。通里在神门（手掌面尺侧第一道腕横纹的两筋间凹陷中）后 1 寸，两筋间凹陷中，系心之络穴，属手太阳小肠经。大钟在内踝尖后，跟腱前凹陷中下 0.5 寸，跟腱内侧缘凹陷中，为肾经之络穴，属太阳膀胱经。通里和大钟交通心肾，使神安肾固。清穴合用可使膀胱之力得以恢复，再加上艾灸温通补气的作用，相得益彰，遗尿之症即可获愈。

三十八、悬灸治腰痛

腰痛，是一种常见的以腰之一侧或两侧，亦或正中部发生酸楚、疼痛、不适之症，既是多种疾病的一个症状，又可作为独立疾病就医。"腰为肾之府"，腰痛多与肾相关，可见于腰部软组织损伤、脊柱和内脏病变等。因腰痛与肾精亏损、复感寒湿外邪、跌仆损伤、先天禀赋不足、久病体虚、房事不当等有关，治疗宜补肾益气、祛邪通络、活血化瘀。艾灸法治疗腰痛，效好又方便，现介绍如下。

1. 常用穴位 阿是穴、膈俞、肾俞、命门。

2. 用法 嘱患者俯卧位，暴露腰背部，选用清艾条或药艾条点燃后，用手将艾条拿稳，悬灸以上穴位，每穴灸

15 ～ 20 分钟，以觉有温热而不灼痛、皮肤红润而不起泡为度。每日 1 次，10 次为 1 个疗程，连用 1 ～ 2 个疗程。

3. 作用机制　膈俞位于第七胸椎棘突下，旁开 1.5 寸处，为八会穴之血会，灸之可补血养血、活血化瘀。肾俞位于第二腰椎棘突下，旁开 1.5 寸处，穴近肾脏，为肾气转输之处，灸之可补肾益精、壮腰通络。命门位于第二腰椎棘突下凹陷中，系督脉经穴，居于两肾中间，是人生命之气的重要门户，有培元补肾、通利腰脊之功。阿是穴系痛点处，与上穴配伍，灸之可直达病所，有舒经活血、疏风散寒、除湿止痛之效。

4. 注意事项　腰痛患者应防止过度劳累，避免损伤，防止风寒、潮湿的侵袭，采用正确姿势（含坐卧行姿），睡硬板软垫床，节制房事，加强锻炼，定时做松弛腰背部肌肉的体育锻炼等。

三十九、针刺配合保健仪治疗中风偏瘫

笔者近年来对中风偏瘫患者，选风池、肩髃、曲池、外关、合谷、环跳、血海、委中、丰隆、足三里、阳陵泉、悬钟、太冲为主针刺，徐捻轻压针法，同时，配合 STV-J 型家用保健治疗仪，放置药垫，于大椎、臂臑、肘髎、间使、腰阳关、风市、三阴交，每次选 2 穴，再套上（穴位器中）两个电极板固定，启动电源键，分别将脉冲调节器与近红外穴位器旋钮顺时针方向旋转，使患者有肌束跳动并感觉酸麻，耐受舒适为宜。20 ～ 40 分钟为 1 次，1 日或隔日 1 次，10 次为 1 个疗程。

偏瘫是中风后遗症的主要症状，系脏腑功能失常，阴阳

偏胜，虚火风痰，气逆血瘀相互影响，相互作用而致。中风虽有出血性、缺血性、中经络、中脏腑之分，但病变部位都在脑，血瘀是其主要病机，故治疗"总以活血祛瘀为要"。根据经气运行规律，取多气多血之手、足阳明经穴为主，辅以太阳、少阳经穴，督脉穴等，有调和阴阳、扶正祛邪、疏通经络、调节气血之功。家用保健治疗仪，集现代电子技术、针灸、中药为一体，它将红外输出、低频脉冲与药力作用于病变组织和穴位，从而产生有节奏的被动性收缩与舒张，进而扩张肌表毛细血管，加速（增强）血液循环和新陈代谢功能，通过神经的反射作用使被抑制的脑细胞得以激活。体针配家用保健治疗仪，可加强对腧穴及经络的刺激，得气感远远大于单纯的针刺，脉冲电流刺激代替了留针时每隔几分钟需行针的过程，补偿了捻针手法频率与强度的太过和不足，使之达到适宜的刺激量，减少了患者的恐惧感，从而提高疗效，使瘫痪的肢体得以康复。

四十、针刺配合中药治疗肩周炎

1. 针刺治疗 取肩髃、肩髎、肩贞、阿是穴、手三里、合谷、阳陵泉。患者取坐位或卧位，选用 28 号 1.5～2 寸毫针，常规消毒，一般行平补平泻手法，留针 30 分钟，每日 1次，10 次为 1 个疗程，休息 3 天再继续针刺。肩关节周围阿是穴加神灯照射；针阳陵泉得气后，嘱患者将患肢作上举，摸腰背，拿对侧肩臂等动作。

2. 中药肩凝汤 黄芪 18g，当归 15g，川芎 6g，姜黄10g，桂枝 10g，白芍 12g，甘草 6g，鸡血藤 15g，丹参 10g，

山茱萸 15g，制乳香 8g，制没药 8g，三七粉 3g（冲服）。每日 1 剂，煎服。

肩周炎属中医"痹病"范畴。其病机为人体正气不足，卫阳不固，风寒湿气乘虚外袭，而正虚不能驱邪，邪气留滞于经络使气血运行不畅，故本病日久不愈，多虚实并有。针疗以患部及痛点（肩髃、肩髎、肩贞、阿是穴）取穴为主，有疏散经络风湿、通利关节、化瘀止痛、调整气血之功；辅以远部（手三里、合谷、阳陵泉）腧穴，疏导阳明、少阳、太阳经气，引气上行，直达病所，以通调肩部气血。加神灯照射患侧肩周部腧穴，类似温针灸法，具有温通经络、祛风散寒作用，尤其是止痛效果较好。肩凝汤系根据蠲痹汤、当归补血汤、黄芪桂枝五物汤、丹参散、活络效灵丹之方义综合成方。诸药合用，共奏补益气血、调和营卫、活血祛瘀、祛风通络、温经止痛之效。

除此之外，必须同时进行肩关节的功能锻炼，如手指爬墙（面对墙壁站立用患侧手指沿墙壁缓缓向上爬动，使上肢尽量高举，到最大限度后，在墙上作一记号，然后再缓缓向下回到原处，反复进行，逐渐增加高度）、摇肩（站立，患肢自然下垂，肘部伸直，患臂由前向后划圈摇晃，幅度由小到大）等，对缓解痉挛、减轻疼痛、恢复肩部功能有重要意义。

四十一、针刺治疗胸胁损伤症

1.穴位　曲池、外关。

2.操作　患者取坐位或卧位，局部常规消毒后，左边胸胁痛先取左曲池，后取左外关均直刺，右侧胸胁痛则取右侧曲池、外关，行强刺激手法，待产生针感后，嘱患者做深呼吸或咳嗽动作，留针 10 ～ 15 分钟，每 5 分钟行针 1 次。出针时，亦需作深呼吸或咳嗽动作。经治疗 1 ～ 3 次，大多数患者均见疼痛消失或显著减轻。

曲池系手阳明大肠经之合穴，外关系手少阳三焦经之经穴，别走手厥阴心包络经。两穴之经络均经过上肢外侧上缘上行至胸胁部，有行气活（和）血、疏筋利节通络之功能，故对内挫伤之胸胁痛有立竿见影之效。亦可同时配服木香顺气丸和三七粉，以防后患。

针刺配合深呼吸（即较长而均匀的深吸气和深呼气 5 ～ 7 次）动作，可进一步改善因胸腹腔脏器受到的各种刺激时产生的痉挛状态。

四十二、中暑的推拿疗法

1.穴位　轻度中暑者，选大椎、风池、内关、足三里；重度者，选人中、十宣、百会、委中、涌泉、曲泉。

2.操作　患者取端坐位，医者立其身后，用拿法，即用手大拇指和食、中两指或用大拇指和其余四指相对用力，在以上穴位进行节律性提捏，用力要由轻而重，不可突然用力，要缓和而有连贯性。亦可用掐法（即用指甲重刺穴位）或指按法（即用拇指端或指腹按压体表之穴位）。

3.作用机制　大椎（第七颈椎棘突下凹陷中）为手、足三阳与督脉之会，以宣通诸阳。风池为足少阳胆经与阳维脉之会穴，能祛风解痉。内关通于阴维之脉，行于腹里，分布胃、心、胸之间，能醒神宁心，配足三里不仅能和中化湿，

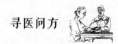

而且有益气扶正，防止暑邪内犯的作用。百会、人中清热开窍醒脑，十宣苏厥止痉。委中为足太阳的合穴，以泻营血暑热。涌泉为足少阴肾经井穴，有疏通经络、祛痰除湿之功。曲泉乃足厥阴经合穴，为急救要穴之一。诸穴相配，共奏醒脑开窍、清暑泻热、协调阴阳、顺和气血之作用，从而治疗中暑。对危重者还应争取时间采用中西医综合疗法。

第四章 穴 位

一、脾胃要穴——足三里

足三里，为十二经中足阳明胃经的合穴，位于小腿前外侧面的上部，膝下 3 寸，距胫骨前缘一横指（中指）处，该穴为全身强壮和保健要穴。其主要功能为扶正培元（补虚、益气）、祛邪防风（降火、泻热、清神、疏风、化湿、利水）、调理脾胃（和肠消滞、降气逆）、疏通经络、镇痉止痛、强壮健身。临床上妙用该穴，可巧治多种疾病，概述如下。

足三里配经外奇穴中魁艾灸，可温补脾胃，治噎膈、反胃。足三里配内关，和胃定痛，治胃痛。足三里配中脘，和胃化痰，亦治胃痛。足三里配天枢，和胃通肠，治腹痛腹泻。足三里配气海，化痰理气。足三里配太白，健脾和胃，升清降浊，治胃肠炎。足三里配任脉经穴建里，健脾和胃，治食欲不振、消化不良。足三里配太冲，补气益血，安神息风，治面肌痉挛；亦可疏肝和胃，治脘腹胁肋痛、口腔炎。足三里配听会或翳风，聪耳通窍，调健脾胃，补中益气，升提清阳，治耳鸣耳聋。足三里配合谷，升清降浊，调理胃肠，化滞通便，治胃肠型感冒或阳明郁热者。足三里配曲池，调和气血，治身热、干性湿疹以及神经性皮炎。足三里配三阴交，治消化不良、阳痿。足三里配内关、太冲、三阴交，健运脾胃，疏肝益肾，活血祛瘀通络，降血脂。足三里配环跳、风市、阳陵泉、承山、昆仑，治坐骨神经痛。足三里配通里，治失眠。

足三里之刺法，当温补脾胃，需益气升提时，针刺入皮肤后，针尖微向上方，刺入 1 寸，用雀啄术候气，也可用左三右二的手法（捻针时用力要柔和，捻针要缓慢），使针感沿本经循行路线向上扩散，能到腹部最好。艾灸足三里每次 20 分钟，每周灸 2～3 次，10 次为 1 个疗程。现代医学研究提示，艾灸足三里，可使纤维蛋白原和纤维蛋白降解产物明显下降，从而有预防脑血栓形成的作用。艾灸还可调节脾虚患者的胃肠功能。

二、脐疗要穴——神阙

神阙，又称气舍、命蒂，为任脉要穴，位于脐中。神阙居于中、下焦之间，脐下肾间动气之所，乃十二经之根。该穴为保健灸的常用穴，具有开窍复苏、回阳救逆、健运脾胃、温补元阳、止泻止痢、益气固脱、温经散寒、通络止痛、调经安胎、收敛止汗、息风降脂、理气降逆、强身壮体、养生延年等功能。临床上，采用隔药物灸、直接灸、悬灸或药物敷贴、拔罐于该穴，可治疗内、外、妇、儿等各科疾病。

艾炷灸神阙可治疗阳气虚脱的中风脱症。面饼纳神阙中灸治脱肛。隔盐灸神阙治急腹痛、坐骨神经痛。消炎镇痛膏贴神阙可防治晕车。厚鲜姜片贴神阙治妊娠恶心及轻度呕吐。临睡前药敷神阙治小儿厌食症。隔药饼灸神阙治黄褐斑。隔姜灸神阙治急性腰痛、慢性溃疡性结肠炎。药灸神阙治输卵管阻塞性不孕。火针点刺神阙治肠易激综合征。拔罐配捏脊治小儿遗尿。按摩神阙每次 20 分钟,能养生延年。

神阙配风池、大椎、涌泉艾灸治风寒感冒。神阙配天枢、关元,或中脘、内劳宫治腹痛。神阙配鸠尾、天枢、足三里治胃痛、胃下垂。神阙配脾俞、胃俞、天枢、气海、止泻(脐下 2.5 寸)治泄泻。神阙配天枢、关元、气海、中脘、足三里治痢疾。神阙配中脘、腹结、大肠俞、梁门艾灸或拔罐治急、慢性肠炎。神阙配大肠俞、涌泉治五更泻。神阙配胃俞、中脘、足三里、劳宫治呕吐。神阙配天枢、气海、支沟、足三里治便秘(寒秘、习惯性便秘)。神阙配曲骨、关元治滑精、阳痿。神阙配子宫治月经不调。神阙配命门治痛经、崩漏(功能性子宫出血)、(白)带下、小儿疳积。神阙配天柱、关元或脾俞治小儿惊风、夜啼。神阙配中脘、下脘、天枢、足三里治小儿腹泻。神阙配天枢、气海、关元治中暑。神阙配灵墟、涌泉、气海、肾俞药贴治汗证(盗汗、自汗)。神阙配天枢、上巨虚隔葱盐灸治腹部术后腹胀。神阙配气海、中极治疝气。

灸时先按需要取准穴位,把姜片(或其他药物)放置于穴上,再放上艾炷点燃,待其燃尽去灰,再灸第二壮,每次 5～7 壮,以皮肤起红晕为度,每周 2～3 次。选艾条灸者,用拇、食指握住艾条,使艾火正对穴位,距体表 1～3cm,呈回旋画圈状,产生均匀温热感,每次 15～20 分钟,每日 1～2 次,每年连灸 3 月。

现代医学研究表明,在胚胎发育的过程中,肚脐为腹壁最晚闭合处,脐带脱落后形成致密的筋膜板,成为自然的隐窝。它和全身比较，皮下无脂肪组织，屏障功能最弱，有利于药物的穿透吸收和贮存，皮肤筋膜和腹膜直接相连，脐下分布有丰富的血管及大量的淋巴管和神经。故艾灸脐部神阙穴，能使温热药物刺激直达病所，作用于神经末梢，调整神经功能，激发抗病能力，增强免疫机制，从而达到防病治病、养生延年的目的。

三、头面要穴——合谷

合谷，别名虎口，为手阳明大肠经之腧穴、原穴，为大肠经经气驻留的部位，与三焦有密切关系，其循行向上出于颈椎"手足三阳经聚会处"，是调整人体气血功能、开达上焦的要穴，故为四总穴之一。《玉龙歌》有"头面纵有诸样证，一针合谷效如神"之说。

合谷位于手背第一、二掌骨间，当第二掌骨中点桡侧（拇、食指并拢，两指掌骨间有一肌肉隆起，隆起肌肉之顶端即是本穴）。合谷具有升而发散、轻清达表之性，有疏风解表、清热解毒、泻肺退热、醒脑开窍、通调肠胃、镇静安神、舒筋活络、调气活血、镇痛消肿、开郁下胎等功能，在临床上运用较广。"面口合谷收。"头面五官诸证，无论虚实寒热，轻重缓急，针刺合谷都有很好的疗效，此外，合谷还可用于全身许多疾病的治疗。针刺双合谷，可缓解心绞痛及含服硝酸甘油后出现的副反应，如剧烈头痛、面色潮红、呕吐等，还可用于针刺麻醉拔牙及治疗狂躁型精神病、鹅掌风等。

合谷一般沿食指侧直刺 0.5～1 寸，或向两掌骨间近端斜刺，或直刺透劳宫，亦可向掌心或后溪方向直刺。留针

20～30分钟，1日1次。若灸，可悬灸5～10分钟。孕妇禁针、灸。本穴容易晕针。

四、心胸要穴——内关

内关乃手厥阴心包经之络穴，别走手少阳三焦，通于阴维脉，与足阳明胃经相合，为八脉交会穴之一。内关位于腕横纹上2寸，仰掌取之。针刺本穴有宽胸理气、宁心安神、疏肝解郁、和中降逆、化瘀通络、回阳救逆、镇痉止痛、清泄包络、疏利三焦、启闭开音、通乳散结等功能，为急诊常用之要穴，擅治胸心胃疾患，在心血管疾患中尤多应用。

针刺内关一穴，可抢救普鲁卡因过敏性休克，治疗慢性支气管哮喘急性发作、阵发性室上性心动过速、中风后所致嗜笑症、急性乳腺炎、落枕、顽固性呃逆等。

内关配足三里针刺治窦性心动过缓；配三阴交或膻中或心俞治冠心病心绞痛；配足三里、三阴交治高脂血症；配人中治气厥证；配百会、曲池、合谷、环跳、足三里、阳陵泉、三阴交治中风偏瘫；配中脘、足三里、公孙治胃痛；配足三里、内庭、中脘、膈俞、胃俞治胃扭转；配中脘、足三里、天枢、止泻治急性胃肠炎；配足三里、照海、合谷、太溪治慢性咽炎；配关元、三阴交直接灸治妇女外阴挛缩症；配足三里按摩则有消除疲劳、强身健体的作用。

内关一般直刺0.5～1寸，针感朝肘腋胸部或指端方向传导，留针10～50分钟不等，1日1次，用平补平泻法，2～10次为1个疗程。艾炷灸3～5壮，艾卷灸5～10分钟。针刺时手法不宜过强，应让患者平卧，以防晕针发生。

现代实验结果表明，针刺内关对改善心脏供血，提高脑和肢体的血流量，有确切效果。针刺该穴有明显的镇痛效应，可对健康人或颅脑手术患者因体表痛刺激或手术刺激所引起的皮层诱发电位产生抑制；针刺面瘫患者的内关，有些患者可激发出一条感传到面部的经络循行路线，患者多有面部发热、发麻，面颊轻松或"变薄"的感觉。

五、药敷要穴——涌泉

涌泉，为足少阴肾经井穴，别名地冲，位于足底前1/3，足趾跖屈时凹陷处。该穴除针刺、艾灸、按摩外，还多用于药敷疗法。如果以芳香开窍、生猛燥烈为主的药物外敷于涌泉，通过经络的兴奋传导或激动相应器官，可使人体功能得以恢复，达到疏通经络、活血化瘀、祛痰除湿、强筋壮骨、引火下行、增强体质等作用，进而防病治病。现简单介绍于下。

取吴茱萸10g研末调陈醋涂敷涌泉，治鹅口疮、夜啼、脏热心烦之高血压（阴虚阳亢型）、慢性咽喉肿痛等。取吴茱萸12g，加浙贝母、大黄各9g，胆南星3g研末，调醋敷涌泉治痄腮（流行性腮腺炎）。先涂猪油或凡士林于穴上，取大蒜适量捣烂成泥敷涌泉，临睡前用，翌晨除去，治百日咳、夜间顽固性咳嗽等。取白芥子9g研末，调鸡蛋清2个，敷治小儿感冒发热。取白芥子30g，加南星30g，姜汁适量调成糊状，分别涂于涌泉上，或加中脘，干后另换，1日3～5次，治哮喘。取明矾、面粉、陈醋各适量调糊状，敷涌泉治小儿呕吐（中毒性消化不良因呕吐而难下药者，一般30分钟见效）、痈积（虚寒型）。取枯矾 50g，白面 20g，研末入米醋调涂涌泉，或加神阙、止泻，1 日换药 3～5 次，治泄泻（久泻）。取南星 30g，研末醋调，于晚间敷，外用纱布包扎，每次 12 小时，治口角流涎，5～7 次可愈。取生半夏、生香附各 15g，研末调鸡蛋清敷贴，治走马牙疳、口疮口糜、重舌、木舌，24 小时即愈。取五倍子、郁金研末加蜂蜜适量调贴或加神阙、灵墟，1 日 1 换，治汗证（阳虚自汗），7～10 天见效。取穿山甲、大川乌头、红海蛤各 60g，研末，葱汁适量成饼贴，或加肩髃、曲池、阳陵泉，治中风瘫痪（半身不遂）。取生栀子、桃仁、杏仁、面粉或代赭石，研末调鸡蛋清敷治急惊风。取吴茱萸、细辛、延胡索、丁香、肉桂各 10g，白芥子、甘遂各 25g，用姜汁调成药饼贴，或加关元、足三里，有保健之功。

六、足三阴要穴——三阴交

三阴交为足太阴脾经之穴，因足太阴、少阴、厥阴三阴经之交会而得名，别名太阴，位于内踝尖直上 3 寸，当胫骨内侧面后缘处，正坐或仰卧取之，可于内踝尖上量四横指简便取穴。该穴具有健脾益气、调补（和）肝肾、活血调经、消胀利湿、理气止痛、育阴统血等功能，统治足三阴经所主病症，应用极为广泛，为治疗肠胃、生殖、泌尿系统和妇产科疾病的主穴，亦为治疗下肢病症的常用穴，系回阳九针穴之一，为强壮要穴。现将三阴交临床应用简要概述如下。

三阴交配气海或足三里治慢性泄泻（单纯性消化不良）、便秘（气阴两虚）。三阴交配天枢治急性菌痢。三阴交配关元治脾虚便血、阳痿。三阴交配中极治尿少尿闭（肾阳不足）。三阴交配双足三里、肾俞（患侧）治肾绞痛。三阴交配关元、曲骨，或足三里、地机、秩边，治产后、肛门痔瘘手术后尿潴留。三阴交配膀胱俞、中极、关元治遗尿、淋证、老年性前列腺肥大。三阴交配肾俞、腰阳关、长强治夜尿症。三阴交配阳陵泉、行间、丘墟治胆囊炎。三阴交配行间、太冲、足三里治小儿疝气。三阴交配气海、关元、血海治痛经。三阴交配气海、关元、委中治子宫脱垂。三阴交配关元、隐白治药物流产后子宫出血。三阴交配气海、归来治月经不调。三阴交配太渊、神门、足三里治失眠（大脑皮层功能失调）。三阴交配心俞治梦遗。三阴交配命门、肾俞、关元、气海治精冷不育。三阴交配尺泽、内关、合谷、委中、阳陵泉、太溪治中风后遗症。三阴交配阳陵泉治中风尿潴留。三阴交配风池、大椎、陶道、至阴治疟疾。

本穴一般直刺 1～1.5 寸，针后可见局部酸胀或向脚底和膝部扩散。艾炷灸 5～7 壮，艾卷灸 10～15 分钟。每日 1次，5～10 次为 1 个疗程。亦可配合埋针、埋线、穴位注射、电针、药物敷贴等。

现代研究证实，针刺三阴交能改善血液循环和神经功能。对妊娠 7～8 个月的胎位异常者，艾灸该穴能使腹壁松弛，胎动活跃，有助于矫正胎位。对于不同原因引起的尿潴留、尿失禁患者可恢复正常排尿功能，并可使急、慢性肾炎患者排尿量明显增加。针刺本穴，特别是配合合谷等穴，有促进孕妇子宫收缩的效应，故孕妇应用本穴当特别谨慎。

第五章 衣冠疗法

一、保健疗病话枕头

小小枕头，伴随着人的一生，至少每天伴随人们度过一天 1/4 ～ 1/3 的睡眠时间。要想获得酣畅安稳的睡眠，需科学地选择枕头。不仅要注意枕头的高低要符合生理要求，还要注意其硬度、形状、大小等也会影响到颈椎的生理曲度。一般来说，人在侧卧时，耳朵到肩峰的距离就是枕头的适宜高度（成人 10 ～ 15cm，儿童减半），适宜宽度为枕骨下缘至第七颈椎的距离（12 ～ 15cm）。枕头的形状一般以中间低两端高的元宝形为佳。喜欢侧睡者，应选硬度较高之枕，以便使颈部获得额外的支持。习惯仰睡者，应选硬度中等之枕，可使头部舒适地靠在上面。有俯睡习惯者，应选柔软之枕（如羽毛枕等），因它可使头部尽可能接近床面（此睡姿对人有不良影响，最好要纠正）。从益于健康的角度上讲，宜选较硬的枕头，最好是石枕、木枕、竹枕等。临床实践证明，一些常见病和久治不愈的疾病，如血管紧张性头痛、三叉神经痛、过敏性鼻炎、顽固性失眠等病症，通过睡一段时间硬枕后，病情日见好转，有的竟奇迹般地痊愈。这是什么道理呢？因人的后脑枕骨周围和头的侧面及颈项部，经络、穴位分布较密集，当硬枕与头部接触时，即可产生按压作用，无意中起到了按摩的功效。

为使枕头更好地发挥养生、保健、防治疾病的作用，可在枕芯中加入一定的药物（主要是中草药），做成药枕。其药效可借助头温及头部的压力慢慢散发出来。其一，通过呼吸入肺，进入血液循环，输往全身；其二，持续作用于头部的经络和穴位，使全身经络舒通，气血流畅，脏腑安和；其三，可通过渗透的方式进入皮肤，使人体吸收。

二、佩挂香囊防"上感"

春日，小儿，尤其是早产、难产、人工喂养、营养不良、贫血、佝偻病等先、后天不足的小儿，易患上呼吸道感染，临床多用西药治疗，这无可非议。但我国民间早在两三千年前就有端午节期间悬挂香袋，以芳香泄浊、辟秽去邪，可达"闻香防病，闻气治病"的效果，若移植过来用于防治小儿上呼吸道感染，无疑有益于小儿的身体健康，为孩子和家长所欢迎。

香袋（亦有称香囊的）制作、使用方便。所用中药为苍术、白芷、山柰、丁香、肉桂等分，或苍术、山柰、丁香、薄荷、樟脑等分，粉碎，过50目筛，混匀，用小塑料袋或纱布封装成内袋，每袋装药4～5g，外面再包以透气性较好的彩色乔其纱或丝绢作面料，0.2cm的海绵衬里，做成鸡心形即成。

香袋白天佩挂于胸前，晚上安放于枕边。佩挂时，挂线不宜过长，袋底位置不低于膻中（乳头连线中点）。嘱家长或小儿在早晨、课间、午睡前后，将香袋接近鼻孔，多加嗅闻，吸入药香，以增强疗效。袋中药物 5～7 天换一次，可连续佩戴 1～3 个月。

小小香袋，为何有如此作用？因所用中药全系气燥性悍、香味浓郁之品。其气味可通过黏膜下感觉神经的传导，给人一种欣快感，对人体各系统、各组织的生理功能起到良好的调节作用。现代研究证明，香袋具有较好的杀灭细菌或病毒的作用，能提高人体免疫系统中免疫球蛋白的功能，促进抗体的产生，为"邪之所凑，其气必虚，正气存内，邪不可干"提了客观依据，故对儿童及抵抗力差的人有效。

三、药物口罩通鼻疗疾

在传染病房或在特殊工种操作过程中，常可以看到人们戴上口罩，以防止外界有害物质进入呼吸道，口罩在这里起到了屏障作用。若在加工、制作口罩时加入适当药物，制成既有防护作用，又有治病作用的药物口罩，戴时将有效成分吸入人体，以闻气治病，那该多好啊！现将制作方法简单介绍如下。

选中药薄荷脑 3g，防风、菊花、白芷、鹅不食草各 9g，苍耳子 6g，冰片 0.2g；或加辛夷、藿香、紫苏、佩兰各 6g，大叶桉、荜澄茄、杜衡、柴胡、野菊花各 9g，麻黄 3g。上药研末或提取挥发油成分，调配成留兰香味或复合香味。治疗时用特制的口罩（外形与普通口罩相似），口罩上侧有一通向内外纱布夹层的开口，纱布夹层内放置装有中药粉的药袋，或用 3cm×1.5cm 的纱布 1～2 块，吸附药液 0.02～0.04mL，塞入特制的口罩夹层，然后戴上口罩，每天所戴时间累计不低于 2 小时，每小时更换药物纱布 1 次，3 天或 1 周为 1 个疗程。药物口罩，戴后 5 分钟左右可以起效，一般一个口罩可用 3 个月左右。戴后，药粉袋用塑料袋装好，以防药味外透，影响疗效，口罩则可清洗后再用。药物口罩可治疗感冒、急性鼻炎、慢性鼻炎、慢性鼻窦炎、变态反应性鼻炎、萎缩性鼻炎等病症。药物口罩所选药物绝大多数为治疗头痛、风寒感冒、风热感冒之要药，有辛温通窍、祛风散寒、胜湿避秽、清热解毒、散结止痛、抑菌、抗过敏、收缩鼻黏膜血管等作用。药物中所含的多种挥发油，还有消炎、稀释和清除呼吸道分泌物及促进局部血液循环之功。

四、中药乳罩防治乳腺增生

选中药柴胡、青皮、制香附、冰片、白芷各 3g，生白芥子、瓜蒌皮、蒲公英、丝瓜络、川芎、檀香、王不留行、透骨草各 5g。上药研成细末，用塑料袋密封包装备用。用纱布做成 6cm×5cm 的小袋，缝制时一侧加一层软塑料膜，将药末分装为两袋，封口即成。将药袋放置在清洁柔软乳罩夹层内，有塑料膜的一面向外，无膜的一面紧贴在增生的乳腺上，完全覆盖病变部位为宜。为防止移动，可用线将药袋固定在适宜位置（如增生或肿块处），每 1 ～ 2 周更换药袋 1 次。若因汗潮湿应随时更换，月经期停用，15 ～ 30 天为 1 个疗程。

药物乳罩可治疗乳腺增生等病症。本法用药选用芳香走窜、入胸通乳、透皮里膜外之气痰、挥发性强的药物，对乳房腧穴加以刺激，使药物循经而行，顺络而达，引药入肝、脾、胃经，故能肿消痛止而愈。现代医学认为，药物乳罩作用于乳房，通过乳房周围皮肤的渗透和吸收作用，使药物进入血液，改善和调整机体病理状况，从而发挥其治疗作用。

五、自制保健药物肚兜

鉴于小儿系稚阴稚阳之体，对寒热特别敏感，加上睡眠时间长，故在白天或夜间睡眠时，易踢掉被子，遭致寒冷袭人，引起感冒、咳嗽、腹痛、泄泻等症。在民间，聪明的大人们则想出了给小儿佩戴兜肚的办法。这一招果真灵验。如果在传统肚兜的基础上，加入药物，变成保健药物兜肚，既可防寒保暖，又可防治疾病，可谓一举两得。那么怎样去加工制作呢？现简单介绍如下。

选中药干姜、荜茇各15g，甘松、山奈、细辛、肉桂、吴茱萸、白芷、香附、枳壳各10g，大茴香、砂仁、广木香各6g，艾叶30g；或附片、川芎、小茴香、防风、苍术、升麻、高良姜、胡椒、柴胡各15g，白蔻仁、公丁香、檀香、降香各6g，艾叶30g。上药共研粗末，用柔软的棉布折成20cm^{2}的肚兜形状，内层铺少许棉花，将药末均匀撒上，上面再铺一层棉花，然后用线密密缝好，防止药末堆积或漏出。将肚兜日夜兜于胃脘部或腹脐部，药芯中心对准神阙，一个半月为1个疗程，1～3个月更换1次新药。为防止药物气味外溢而降低药效，肚兜外层可加一层塑料薄膜。为便于经常更换洗涤，肚兜外面可做一个薄布外罩。在用肚兜的时候可先将靠皮肤的一面（即贴身面）用暖水袋暖温后再戴。保健药兜可治疗感冒、厌食症、婴幼儿腹泻、营养不良、哮喘、咳嗽、胃痛、腹泻等病症之偏于虚寒者。所选药物有芳香解表、温肺散寒、平喘化痰、补脾健运、和胃祛湿、理气止痛、疏通经络、益肾止泻和增强体质的功能。古代"养子十法"提出小儿脾胃要温，上述诸症多因脾胃虚弱所致，故宜长期佩戴。有研究证实，药物肚兜对促进新生儿生长发育有良好的作用，可作为小儿出生后的保健用品。此法药量大，覆盖面宽，可作用于脘腹部的中脘、神阙、天枢、关元等多个穴位，外加温熨，使药性与温热结合，不断从皮肤渗透吸收，除可调整胃肠功能外，对全身免疫系统功能亦有增强和提高的作用。

六、自制健美护腰带

被誉为"时装的彩虹"的腰带，一般大小似皮带，人们多习惯将腰带系于衣外。腰带能使女士腰间曲线显现，透出女性特有的风韵和美姿；使男士显得精神潇洒，显出男性英武的阳刚之美。若使用经过加大、加入中草药制成的药物腰带，使其发挥补肾壮腰、祛风寒湿、活血通络、化瘀止痛之功，将会造福由腰肌劳损、腰椎骨质增生、腰椎间盘突出、坐骨神经痛等造成的腰痛及体虚乏力、肢体麻木的患者。现将制作方法介绍如下。

选中药苍术、细辛、高良姜、川乌、肉桂、独活、威灵仙、川芎、制乳香、制没药、青皮、伸筋草、丹参各15g，樟脑6g；或附片、干姜、草乌、当归、牡丹皮、透骨草、刘寄奴、牛膝、淫羊藿、香附、阳起石、红花、木瓜各15g，冰片6g。上药共研粗末，取适量放入腰带前后袋内芯，利用以松紧带为主体的腰带将药袋衬于腰部，或用线缝合固定于腰带内层。使用时，将前药袋中心对准神阙，后袋中心对准腰部命门、肾俞。每天佩戴不少于 10 小时，30 天为 1 个疗程，连续使用 2～3 个疗程。睡前可用热水袋加温。腰带 3 个月更换 1 次。用前在布袋贴近皮肤的一面洒上少许食醋可提高疗效。

七、自制药帽疗头病

头上戴帽，也许大家并不陌生，因每个人自小至大都戴过帽子，其功能无非是防寒保暖，当然亦可作为美容装饰之用。在帽子里加入中药，变成药物帽，这可是件新鲜事，现不妨简单介绍如下。

选取中药羌活、防风、吴茱萸、川芎各 30g，白芷、细辛、藁本、蔓荆子、红花、桑叶各 20g，冰片 3g；或选夏枯草、菊花、淡竹叶、谷精草各 30g，黄芩、当归、丹参、牛膝、钩藤、决明子、薄荷、透骨草各 20g，冰片 3g。上药研极细末，分别装入长约 50cm，宽约 8cm 的帽带和直径 15cm 的帽盖中，缝于帽之里层，制成药帽，戴于头上。用时亦可加热水袋热熨 20 分钟，成热帽；或加冰冻外用，成冷帽。每天戴 4～8 个小时，1 个月为 1 个疗程。药帽可治疗脑血管疾病、血管神经性头痛、风寒或风湿头痛、神经衰弱等病症。所选药物有祛风散寒、发散郁热、平肝潜阳、清脑降压、清热明目、活血化瘀、通络止痛、利尿除湿、芳香解毒、止痉通窍等作用。

现代研究认为，药帽可以增加脑血管血流供应强度，改

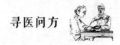

善颅内外血管功能障碍所引起的反复发作性头痛，此外，还有镇静催眠作用，可使去甲肾上腺素升高血压的作用受到一定的抑制，故配合药物治疗脑血管疾病疗效较好。

第六章　冬病夏治、夏病冬治

一、"冬病夏治"后患者需注意

1. 敷贴时自行把胸、背部皮肤洗干净，不留垢腻脏物；宜穿透气性好的宽松衣衫。

2. 儿童贴 1.5 ～ 2 小时，成人贴 3 ～ 4 小时揭去。若起水疱，尽量避免擦破，一旦破裂，用万花油、京万红烫伤膏、湿润烧伤膏，任选一种涂搽即可，切忌使用激素类药膏，注意局部清洁，通常 2 ～ 3 日即干瘪结痂，不留瘢痕。敷贴后局部有轻微灼热痒感，为正常反应；如出现奇痒、灼痛难忍等可提前去掉药膏。

3. 治疗期间忌进冷饮及洗冷水澡，避风寒，预防感冒，不剧烈活动，避免劳累。忌抽烟、喝酒、浓茶、冷饮、糖、鱼（带鱼、鲫鱼、鲢鱼）、虾、螃蟹、螺蛳及公鸡、鹅、猪头肉、狗肉、蛇肉、海带、紫菜、笋干、花生、咸菜、黄花菜、荔枝干、桂圆肉、菠萝、地瓜、南瓜、韭菜、大蒜、辣椒、胡椒、八角、茴香、巧克力、咖啡等发物，此外，油炸煎炒、肥甘厚味、浓烈调味料（味精、糖精）等也不宜食用。

4. 平素食宜温、清淡，如白菜、菠菜、包心菜、芹菜、萝卜、西红柿、胡萝卜、莴笋、藕、山药、丝瓜、苦瓜、冬瓜等新鲜蔬菜，以及豆制品（豆浆、豆腐）、枇杷、梨、莲子、大枣、核桃、芝麻、白木耳、百合、荸荠、猕猴桃、山楂、蜂蜜、新鲜牛奶、乌骨鸡肉、兔肉、鸽肉、鹌鹑、墨鱼。少吃西瓜、绿豆芽、猪瘦肉、猪杂、鸡肉、牛肉、鸭肉、鸡蛋，以及酸甜水果（如苹果、橘子、葡萄、香蕉、石榴、桃、李子）。

5. 避免接触烟尘、油漆、禽毛兽皮、花粉，以及蟑螂、螨虫、真菌、寄生虫等易致敏环境。

6. 稳定调节情绪，每天早晨呼吸新鲜空气；配合按摩前胸膻中等，调节肺功能；同时服用健脾益肺或补肾类中药与敷贴治法相辅相成，相得益彰；参加力所能及的活动，如散步、跑步、医疗体操等。

二、"冬病夏治"呼吸顽疾

每到夏天时，慢性支气管炎、哮喘、过敏性鼻炎、肩周炎、风湿性关节炎、类风湿关节炎、冻疮等疾病症状就会逐渐减轻或消失。这些患者大多数素体阳虚，恶寒怕冷，有的甚至在夏季炎热之际，也不能脱去棉织内衣。这些疾病在冬天极易发作，中医把这类病症称为"冬病"。这类寒性疾病在夏天缓解期进行治疗，往往能收到事半功倍的疗效。中医认为"三伏"之际，人体皮肤腠理疏松，阳盛于外而虚于内，故当养其内虚之阳，以助阳气生长，这样到冬季人体阳气充足，自然可以减少疾病复发。

冬病夏治疗法受清代名医张璐用"三伏灸"防治肺系疾病的启发，用辛香走窜、利气活血、降气平喘、消痰逐水之中药调姜汁成饼状，选胸背部腧穴先行艾灸后再敷贴。根据临床反馈，"冬病夏治"的当年秋、冬季节有 80%～90% 的患者症状减轻，尤其是感冒见少，免疫抗病能力增强。

有一个 13 岁女孩，自 3 岁时患咳嗽、咯痰、气喘，尤以秋冬季及平素受寒感冒时加剧，医院儿科诊为喘息型慢性支气管炎，服过不少中西药，疗效不佳，冬病夏治疗法后，10年之疾得到控制，再经 2 年的夏日巩固治疗，彻底治愈。

经临床实践，宋南昌主任医师还使用"冬病夏治"疗法到对鼻炎、感冒进行治疗，除此法外，还相继增加了温针加发疱敷贴法、灸加罐等多种疗法。20 年来，该疗法已治疗患者几万人次，临床有效率约为 90%。经长期的临床观察，反复摸索，通过对小样本资料、不同疗法间进行临床对比，统计分析，筛选组合，最终选出了实用性强、效果满意的"三伏隔姜艾灸加白芥子穴位敷贴法"在临床推广运用，为广大慢性支气管炎患者提供了有效的治疗方法。本法的社会上反响与病员覆盖面已遍及省内外，产生了良好的社会和经济效益。

"三伏灸＋贴法"防治慢性支气管炎的临床疗效研究已于2003 年 12 月通过江西省卫生厅的科技成果鉴定，达国内先进水平。自 2005 年始，"三伏灸＋贴法"防治慢性支气管炎技术首先作为江西省中医药适宜技术在抚州市卫生局举办的学习班上推广，尔后又在全省基层中医药适宜技术推广学习班和省级社区卫生人员夜校培训班上进行推广，深受欢迎。

三、"夏治冬病"疗法

"夏治冬病"就是利用夏季的气象条件，直接或间接地防治冬天的疾病。"夏治冬病"，即在夏天人体阳气最旺盛之时，借天之阳而补人体之阳，治疗好发于冬季或在冬季易加重的病症，当然也包括在夏季发生之寒证，如畏寒怕风，不喜空调、电扇，喜温热饮食，欲穿长袖、长衫等。此时，夏日治疗此证往往能达到事半功倍的效果。现将一些常用方法简单作一介绍。

1. 穴位敷贴法　对防治咳喘，如哮喘、慢性支气管炎、肺气肿等呼吸道疾病中寒型者有良好的疗效。

2. 艾灸法　有补阳保健作用。

3. 铺灸法（隔物灸法）　对防治风湿性关节炎、类风湿关节炎效果较好。

4. 药物揉搓（搽洗）法　能有效预防冬季冻疮的发生。

5. 中成药口服法　可治疗支气管哮喘、喘息性支气管炎、肺气肿等疾病。

四、冬病夏治，重在养阳

夏天阳气最旺，如果寒气重、体虚的人把这些阳气"藏"到体内，留到缺乏阳气的秋冬时节使用，就能有效的预防寒性疾病的发生，这就是所谓的"冬病夏治"。

冬病是指某些好发于冬季或在冬季易加重的病变，如气管炎、支气管炎、哮喘、风湿性关节炎与类风湿关节炎等；另有在夏季表现出冬天之寒证者，如怕风畏冷，不喜空调、电扇，喜温烫食物，欲穿长袖、长衫等表现者，亦属此范围；还有非典型的冬病，如慢性腰肌劳损（腰骶部肌肉、筋膜、韧带等软组织的慢性劳损）、痛经（好发于洗冷水澡、吃冷饮或贪凉受冷后，属虚寒体质，经期不注意保养喜欢穿着露背或袒胸的衣裙）等。

夏治是指在夏季气温最高、阳气最旺之时，运用针刺、艾灸或内服药物来治疗或预防上述疾病。

"冬病夏治"，即在夏天阳气最旺之时，顺应天人相应之养生大道，借天之阳而补人体之阳，在治疗疾病上可达事半功倍的效果。

"冬病夏治"关键在"养阳"，但"养阳"需要多管齐下，需要从起居、饮食、运动、穴位按摩和沐足等多个方面着手。

早晨七八点时，可以到室外晒晒太阳。此时阳光不是很强烈，但也能补充人体阳气，而且还不容易出汗或被晒伤。值得提醒的是，运动时要避免大汗淋漓，出汗了要尽快换上干爽的衣服，避免受凉诱发疾病。

饮食方面，对于鹿茸、人参、羊肉这类温补的食物，如果吃后身体没有什么不适，则不妨多吃一点。不过，阴虚体质的人补阳容易上火，会导致身体更虚，因此，要尽量避免摄入此类温燥的食物。另外，生冷饮食要适量，像冷冻水果、冷饮等性凉的食物，浅尝辄止即可，而且别吃得过急过猛，否则人体的阳气就要受到很大的损耗。

五、冬病夏治可选中成药

慢性喘息型支气管炎、支气管哮喘以及肺气肿，以每年冬令为好发季节，多与复感寒邪有密切关系。除了在发作期及时治疗外，上述疾病还可根据中医"春夏养阳""冬病夏治"的治疗方法，在春夏阳气升发，病情相对稳定的缓解期，

寻医问方

施用温补的内治方法，防患于未然，确能减轻症状并减少复发率。相关药物一般于"三伏"期间服用，现将几种常用的中成药介绍如下。

1. 六君子丸　由党参、茯苓、白术、姜半夏、生姜、陈皮、甘草、红枣组成，有补脾益气、燥湿和胃化痰之功，适用于脾肺两虚、痰湿内盛者。

2. 金匮肾气丸（附桂八味丸）　由六味地黄丸加附子、肉桂组成，有温补肾阳、利水消肿之功，适用于老年体弱或素体阳虚，久喘不止，纳气无力，咳甚遗尿，咯痰有咸味，肢体浮肿等症。每次口服浓缩丸8粒，每日2次，连服40～60日。

3. 麦味地黄丸　由六味地黄丸加麦冬、五味子组成，有滋补肺肾之功，适用于肺肾阴虚久咳气喘等症。每次口服10g，每日两次，连服40～60日。

4. 河车丸（河车大造丸）　由紫河车、龟甲、熟地黄、杜仲、黄柏、天冬、麦冬、怀牛膝、人参、茯苓组成，有滋阴降火、补益肝肾、益气生津之功，适于久病宿痰之慢性喘息性哮喘或发作间歇期。口服，每次10～12g，每日2次。

5. 右归丸　由熟地黄、山药、山茱萸、当归、枸杞子、鹿角胶、杜仲、菟丝子组成，有补肾助阳之功，适于肾阳不振之咳喘、畏寒怕冷、手足不温者。每次口服6～10g，每日2次。

6. 左归丸　系右归丸去当归、杜仲，加龟甲胶、牛膝组成，有补肾滋阴之功，适于肾阴不足之咳喘、低热、遗精盗汗、耳鸣、眼花者。每次口服6～10g，每日2次。

7.百合固金丸（百合固金口服液） 由百合、川贝母、当归、甘草、白芍、熟地黄、生地黄、麦冬、玄参、桔梗组成，有养阴清热（降火）、润肺止咳、宁嗽止血之功，适用于肺肾阴亏、虚火上炎之咳嗽痰少、气喘、咽喉燥痛、痰中带血等症。口服，丸剂每次 6～10g，口服液每次 1 支，每日 2～3 次。

六、冬病夏治慢性支气管炎

慢性支气管炎是临床上的多发病、常见病，发病率居呼吸系统疾病之首。本病病程长，反复发作，迁延难愈，严重危害人们的身体健康。我们根据"冬病夏治"的中医原理，开展"三伏灸＋贴法"防治慢性支气管炎的研究多年，取得了满意疗效。

"三伏灸＋贴法"是"三伏隔姜艾灸＋姜汁、生白芥子粉穴位敷贴法"的简称，即在每年三伏选定三组不同层次、不同功效的穴位，对这些穴位进行艾灸、敷贴的冬病夏治法。该方法首先强调时间，在初伏、中伏、末伏，每隔 10 天治疗 1 次，共 3 次，连续 3 年共 9 次为 1 个疗程，以期达到根治慢性支气管炎的目标。该疗法选穴基本上是双穴，初伏选择肺俞、定喘、咳喘，止咳化痰以治肺；中伏选择脾俞、大椎、风门、膻中、关元，培土生金以健脾；末伏选择肾俞、足三里、丰隆，纳气固本以补肾。"三伏灸＋贴法"在特定时间段内，组合特定穴位进行综合、分层次运用，发挥了最大的治疗效应，突破了前人在"冬病夏治"方面取穴简单、治法单一的模式。

在夏季"三伏"时行此疗法，一是依据"不治已病治未病"原则，防治并用，重点在防，寓"治"于防之中，起到病未发而先预防的作用，或减轻重病患者的症状，防转变。二是依据"急则治其标，缓则治其本"的原则，标本兼治，重心在本。在缓解期将中药通过特定穴位向内渗透，刺激经络神经和靶细胞组织，作用于脏腑，提高人体的免疫功能。三是依据"因时制宜"原则，冬病夏治。多数慢性支气管炎患者入冬发病，夏季缓解，病情变化常常与季节有关。夏热当令，人之正气趋表向外，有驱邪外出之势，这时，实施扶正固本法治阴寒宿疾，能收到事半功倍的效果，体现了"天人合一"的整体观念。

该疗法是在继承中医传统方法的基础上，将生姜、艾叶混合使用，相得益彰，能发挥刺激局部穴位、激发全身经气、调节经络功能的作用；此外，结合现代医学解剖知识，取穴多集中在交感神经链所处的位置，其目的是上、中、下三焦相通，近、远期疗效结合，寒热、虚实、阴阳平衡，使"正气存内，邪不可干"，体现了中西医结合发展的趋势。

该疗法操作简便，经济实用，无损伤，无疼痛，无肠胃刺激，无毒副作用，可缓解病情、增强免疫、缩短疗程，经临床实践，对慢性支气管炎近、远期防治疗效确切。

七、冬病夏治——三伏贴

1. 三伏的概念 "三伏"是初伏、中伏和末伏的统称，是一年中最热的时节。每年出现在阳历 7 月中旬到 8 月中旬。

传统的三伏日是由二十四节气中的日期和干支纪日的日

期相配合来决定的，而三伏日是指夏至以后的第三个庚日、第四个庚日和立秋以后的第一个庚日。遵照古籍，三伏是一年之中最炎热的时期。

自然界阴气藏伏的日子就叫"伏日"，也称"伏天"。阴气藏伏，阳气则相对旺盛。对于冬季易患病的人来说，本身阳气虚弱，发展至冬天则会出现阴寒内盛，从而产生疾病，若在阴气伏藏之时就采取治疗措施，"抑阴扶阳"，把"冬病"消灭在萌芽状态，这就是中医"治未病""未病先防"的预防思想。

2. 三伏贴的作用机制　夏季三伏日是自然界阳气最旺盛的时候，根据"天人相应"的观念，此时人体的阳气也最旺盛，经络气血流注也最旺盛。根据中医"内病外治""冬病夏治""春夏养阳"等传统理论，在"初伏""中伏""末伏"，以气相应，以味相感，通过运用特殊工艺制备的纯中药膏剂对人体穴位的刺激，激发经络功能，改善血液循环，促进和调整机体的免疫功能，从而达到内病外治的目的。

3. 三伏贴的功效　三伏贴可疏通经络，调理气血，宽胸降气，健脾和胃，鼓舞阳气，调节人体的肺脾功能，使机体的免疫功能不断增强，从而达到振奋阳气、促进血液循环、祛除寒邪、提高卫外功能的效果。

（1）*药物透皮*：现代医学证明，中药可以从皮肤吸收。三伏贴中的芳香类药物，多含挥发性物质，有较强的穿透性和走窜性，可以达到内病外治的作用。

（2）*经络传导*：穴位敷贴疗法作用于体表腧穴相应的皮部，通过经络的传导和调整，纠正脏腑阴阳的偏盛或偏衰，改善经络气血的运行，对五脏六腑的生理功能和病理状态产生良好的调整和治疗作用，从而达到以经通脏、以穴驱邪、扶正强身的目的。

（3）激发经气：穴位敷贴既有药物对穴位的刺激作用，又有药物本身的作用。药物的温热刺激可以调整局部气血，多具辛味的中药在温热环境中易于吸收，由此增强了药物的作用；药物外敷于穴位上可激发经气，调整经脉的功能，使之更好地发挥了行气血、调阴阳的整体作用。

（4）内病外治：外治法"可与内治并行，而能补内治之不及"，对许多沉疴痼疾常能取得意想不到的显著功效。穴位敷贴疗法不经胃肠给药，无损伤脾胃之弊，治上不犯下，治下不犯上。对小儿而言，外治法免除了儿童内服中药的困难，而且小儿皮肤娇嫩，药物容易被吸收。

八、冬病夏治正当时

1. 慢性支气管炎与哮喘的夏治　慢性支气管炎与哮喘属中医"咳喘"范畴，以痰、咳、喘为主要症状。此病夏治冬病的治疗法有很多种。一是中药内服法，夏季缓解期治宜温补肺、脾、肾三脏，可选用金匮肾气丸、百合固金丸、金水宝等。二是中药外治法，先以艾灸或隔姜艾灸，再以白芥子粉等调姜汁成饼状，分别敷贴在胸背部腧穴，如天突、膻中、肺俞、脾俞、肾俞、大椎、定喘、膈俞、足三里、咳喘、丰隆等穴位上，然后用胶布固定，约8小时后去掉，每隔10天贴1次，连续贴治3年。这种方法中医称"三伏贴"。三伏是一年中人体阳气最旺盛的时候，此时应用内服、外治方法最容易驱除宿疾顽邪，也是治疗哮喘的较好时机。这种方法经临床验证，对身冷背寒、经常吐白稀痰等阳虚偏寒、平素易感冒的患者效果较好。

2. 过敏性鼻炎的夏治　过敏性鼻炎与哮喘有着共同的病因，这就是患者的过敏体质和呼吸道的高度变态反应性。据统计，过敏性鼻炎患者中，发生支气管哮喘的比例为40%～60%，可见过敏性鼻炎一定要加强治疗。

防治过敏性鼻炎可用玉屏风散口服，每次6～9g，每日2次。外贴伤湿止痛膏或麝香虎骨膏于内关、外关、风门、大椎、肺俞、定喘等穴上，成人每次贴3小时，每隔10天贴1次，连续贴治3年。注意贴处不要有皮肤损伤。

3. 肩周炎的夏治　此病多发生于50岁以上的老年人，故又称"五十肩"，主要表现为一侧或双侧肩周疼痛及肩关节外展、外旋等功能受限。中医学认为，五旬之人，肾气不足，气血渐亏，加之长期劳累或因肩部外露受凉、寒凝筋膜而致病。肩周炎以风寒湿邪侵袭、劳损为外因，气血虚弱、血不荣筋为内因。夏天治肩周炎，宜补气血、益肝肾、通经络、祛风湿为主。中药内服取黄芪18g，当归15g，川芎10g，姜黄10g，桂枝10g，白芍12g，炙甘草5g，鸡血藤15g，丹参10g，山茱萸15g，三七粉3g（冲服），每日1剂，水煎服。或选用隔药灸，取中药生川乌、生半夏、生南星、川椒、麻黄、乳香、没药各6g，樟脑1.5g，用白酒或酒精300mL浸泡3天后备用，用时将生姜切成厚0.3～0.5cm的薄片3片，浸过药酒后平放于肩三针（肩髃、肩后、肩前）穴处，上置艾炷，同时点燃，待艾将燃尽，取下另换。

4. 关节炎的夏治 关节炎属中医"痹病"范畴，以疼痛为主要症状，呈游走性或痛有定处，多发于颈、肩、腰、背部，以及肘、腕、指、膝、踝、趾关节等。若患本病，夏天要少贪冷食凉，不要久留冷气房内。治宜温经散寒、祛风除湿、补肾壮阳扶正。平素阳虚怕冷者，可选用壮腰健肾丸、大活络丹、右归丸内服，以改善体质。此外，还可采用"铺灸"法于暑夏"三伏"时，取中药白香粉（白芥子、丁香、肉桂各等分），每次取 3 ～ 6g，置于患部关节，用麝香止痛膏外贴，然后在其上方用艾条灸 5 分钟。注意艾条不要接触止痛膏，以免点燃。最简单的驱除经络陈寒的方法，就是在每天上午 10 点前，适当地进行日光浴，或令患病的关节部位接受阳光直射，时间不要超过 15 分钟。日光浴时，要注意感受关节内部的温热感和凉气冒出感，没有内部感受者无效。

九、冬治夏病正当时

夏病是指某些好发于夏季或在夏季易加重的疾病，如支气管扩张、手脚癣、失眠、疰夏、中暑等。"冬治"是指在冬季气温寒冷、阴气较旺之时，运用针灸、穴位敷贴或内服药物来治疗或预防上述疾病。正如《黄帝内经》所说"春夏养阳，秋冬养阴"，即在冬天，阴气鼎盛之时，顺从天人相应之养生大道，借天之阴而补人体之阴，在治疗"夏病"时，可达事半功倍的效果。

1. 慢性支气管炎与哮喘的冬治 慢性支气管炎和哮喘属中医"咳喘"范畴，以痰、咳、喘为主要症状，与肺、脾、肾三脏有关。此病的治疗方法如下。

（1）**中药内服法**：冬季症状平稳未发时，可选龙凤汤，以地龙50g，母鸡（老者为佳）125g，苏叶9g，6碗水煎成1碗水，不加油，加少量食盐调味，去渣仅服汤，每日1剂，2周为1个疗程，小儿量酌减。或参蛤散，以人参、三七各20g，川贝母30g，蛤蚧1对（去头足，炙黄），共研极细末，每次服1.5～2g，1日2～3次，适用于虚寒或肾不纳气者。

（2）**中医外治法**：选天突、膻中、肺俞、脾俞、肾俞、大椎、命门、关元、足三里等穴位，先以艾灸或隔姜艾灸，再以曼吉磁贴贴于胸背部上述穴位，约24小时后去掉。三伏时每天或隔天贴1次，连续3年为1个疗程。

（3）**温和灸**：选大椎、关元、足三里、列缺、神阙、气海、命门等穴，悬灸，每穴10～15分钟，每日1次，9次为1个疗程。

2.失眠的冬治　失眠又称睡眠障碍，多见于中老年人，尤其是脑力劳动者，属中医"不寐"范畴。冬季是养阴安神的最佳时节，此时如重视调养，对缓解夏日失眠有利。

防治失眠可选饮食疗法，如龙枣粥（龙眼肉10～15g，大枣5～7枚，糯米15g）、莴笋汁（莴笋250g，去皮切碎捣汁，炖温服，每次1汤匙，睡前半小时服）、瘦肉莲子羹（猪瘦肉片250g，莲子肉50g）、香菇丝瓜豆腐煲（豆腐100g，香菇30g，丝瓜60g，油、盐、葱、姜适量）、小米粥（小米100g，粟米30g）、核桃芝麻粥（核桃仁、黑芝麻各50g，糯米100g）、芡实莲子粥（芡实、莲子各15g，糯米100g）、西芹炒百合（西芹80g，百合30g）、羊心莲子汤（羊心1枚，莲子 30g)、海参鸽蛋汤(海参 1 只,鸽蛋数枚)。上述食疗方,有安神、疏肝理气、养血滋阴降火等作用,可根据饮食习惯、取材难易、偏阴阳虚实等情况具体选用。

冬日睡前,选黄连 6g,肉桂 3g,酸枣仁 10g;或吴茱萸 3g,肉桂 2g,磁石 6g。上药共研细末,用适量米醋拌匀,置于脐部或足部涌泉穴,用伤湿止痛膏外贴,次日取下,隔日 1 次。本法可滋阴降火,催眠安神。

3. 支气管扩张的冬治 支气管扩张是支气管慢性异常扩张,多起病于麻疹、百日咳后的支气管炎和迁延不愈的支气管肺炎等,男性多于女性。若支气管扩张反复发作或经久不愈,则易并发肺脓肿、阻塞性肺气肿及慢性肺心病。本病以咳、痰、咯血为主要症状,属中医“咯血”范畴。

防治支气管扩张可用肺草川贝白及膏(由川贝母、肺形草、小蓟、鱼腥草、白及、阿胶、蜂蜜及冰糖适量组成),或燕窝参蜜膏(燕窝、南沙参、北沙参、麦冬、玉竹等),或百合阿胶膏(百合、旱莲草、茜草根、阿胶、白茅根等),或冬草三七膏(冬虫夏草、三七、炒山栀、黛蛤散、全瓜蒌、诃子、白薇等),可据症随选其中 1～2 方,于冬日常服,可起清(润)肺化痰、益气养阴、降火、止咳止血等作用。

同时,还须适当进行功能锻炼,如做操、打拳、原地跑步、小步跳舞、手转健身球等,选择 2～3 种坚持锻炼,每次 20 分钟,能增强体质,提高机体免疫力,预防感冒,减少或阻止病情发展;亦可针灸肺俞、列缺、巨骨、尺泽、孔最、太渊、涌泉、曲池等穴。

十、慢性支气管炎宜用三伏贴发疱

慢性支气管炎发作与气候密切相关，多于秋末或冬初加重，严冬最重。治疗慢性支气管炎以三伏贴发疱为宜，因为这时人体阳气隆盛，腠理疏松，血脉畅通，汗腺张开，皮肤吸收功能也最好。

我们的治疗方法是在三伏盛夏之日于胸背部腧穴上行药物发疱疗法，即用有刺激性的中药，放在体表特定的部位上，使皮肤发生水疱而治疗疾病的方法，属中医内病外治法。水疱3天即干瘪结痂，愈后不遗留瘢痕。有研究表明，发疱药物作用于皮肤后可起到"微面积的化学性烧伤性刺激"作用，它可激活皮肤中某些酶的活力，同时神经系统亦参与这个过程，水疱作用于皮肤的神经感受器上，通过复杂的神经反射机制而达到治病的目的。

药物发疱法方法简单、经济方便，一般1个疗程（初伏、中伏、末伏的前1～3天各敷贴1次）后，均有较好疗效。

十一、三伏天是"冬病夏治"的最佳时节及护理

1. 冬病夏治的最佳时节

每到夏天时，慢性支气管炎、哮喘、过敏性鼻炎、肩周炎、风湿性关节炎与类风湿关节炎、冻疮等疾病的症状就会逐渐减轻或消失。这些患者大多数素体阳虚，恶寒怕冷，有的甚至在夏季炎热之际，也不能脱去棉织内衣。因这类疾病冬天极易复发，中医把这类疾病称为"冬病"。这类寒性疾病

在夏天缓解期进行治疗，往往能收到事半功倍的疗效。中医认为"三伏"之际，人体的皮肤腠理疏松，阳盛于外而虚于内，故当养其内虚之阳，以助阳气生长。这样到冬季人体阳气充足，自然可以减少疾病发生。

凡冬季发病均可作为冬病夏治的选择病种，如急性支气管炎、慢性支气管炎、鼻炎、哮喘、肺气肿、肺心病、肺纤维化、风湿病、骨关节病、冻疮等。目前各地开展最为广泛的是冬病夏治治疗呼吸系统疾病。

2. 冬病夏治敷贴法的护理

（1）敷贴前，为使患者配合治疗，尤其是首次敷贴的患者应先做心理疏导，消除思想顾虑，以最佳心态接受治疗。同时告诉患者穿宽松、色深容易清洗的衣服。油性皮肤者宜在浴后或胸、背部清洗后敷贴。

（2）敷贴中要密切观察，根据患者的年龄、体质和对药膏的耐受程度而分情况护理。对体质强壮、药物耐受能力强者可敷贴3～4小时；老年及体质弱者则适当缩短敷贴时间；儿童皮肤娇嫩，贴30分钟至1小时，或更短时间。如贴后热辣烧灼感明显，皮肤不能耐受时可提前去药；若贴后局部温热微痒，皮色不红或微红，自觉舒适者可适当延长敷贴时间，以不灼伤皮肤为宜。敷贴的最佳时间为去药后局部潮红，有热痛感，几天后脱一层薄屑或有细小水疱为宜。

（3）敷贴去掉药膏后局部若起密集小水疱者，无须处理；水疱较大者，需先用无菌注射器抽出渗出液，局部涂碘伏或烫伤膏，以防感染。注意洗澡时水温要适当，不洗冷水浴，忌擦背，勿淋雨水。敷贴期间，饮食宜偏温，进食宜清淡有营养，不宜过饱、过咸、过甜，不吸烟、喝酒，不吃生冷、辛辣刺激、鱼虾等发物。同时注意保暖，防止受寒，脱离致敏源，适当进行体育锻炼，增强体质。

十二、三伏贴的适应证、禁忌证及注意事项

1. 三伏贴适应证

（1）因受寒而冬季发作的久咳、慢性支气管炎、肺气肿、哮喘、过敏性鼻炎、慢性咽喉炎、感冒等。

（2）颈椎病、肩周炎、风湿、类风湿关节炎、腰腿痛、冻疮等。

（3）虚寒性胃痛、慢性胃炎、慢性肠炎、消化不良等。

（4）亚健康人群，见心慌、胸闷、疲倦、失眠、盗汗、怕冷、易感冒症状者。

（5）虚寒性痛经、月经减少等。

2. 三伏贴禁忌证

（1）孕妇及 2 岁以下的婴幼儿。

（2）艾滋病、结核病或其他传染病者。

（3）糖尿病、血液病、难治性高血压、严重心脑血管病、严重肝肾功能障碍、恶性肿瘤患者。

（4）疾病的急性发作期或加重期间。

（5）热性疾病、阴虚火旺、外感发热、经期、皮肤过敏、疮痈疔疖和皮肤破损者，以及咳血、吐血等出血性疾病属于热证者，不宜进行敷贴。过敏体质、瘢痕体质者均不宜敷贴。

3. 三伏贴注意事项

（1）成人每次敷贴时间为 2～4 小时，儿童敷贴时间为

0.5～1小时。敷贴时间的长短，要根据患者皮肤反应而定，同时要考虑个人体质和耐受能力，一般以患者能够耐受为度。如敷贴后自觉贴药处有明显不适，要及时取下。

（2）对于所敷贴之药，应将其固定牢稳，以免移位脱落。多数人敷药处皮肤会在一段时间内遗留色素沉着属于正常现象，但色素沉着会随时间增长而消失。

（3）敷贴后，局部皮肤可出现潮红、灼热、轻度刺痛或小水疱，极少数可能出现大水疱。如果出现小水疱，一般不必处理，让其自然吸收，或给予湿润烧伤膏外涂以减轻不适感。

（4）敷贴后，局部皮肤如出现严重红肿、大水疱、溃烂、疼痛、皮肤过敏等不良反应，应及时到医院就诊。

（5）对胶布过敏者，可选用脱敏胶布或用绷带固定敷贴药物。

（6）敷药处皮肤应保持干燥、不要搔抓该处皮肤。对于残留于皮肤的药膏，可用清水洗涤，不宜用洗浴用品或肥皂等有刺激性物品擦洗。

（7）治疗期间禁食生冷、海鲜、辛辣刺激性食物。

（8）久病、体弱、消瘦者敷贴时间不宜过久，在敷贴期间密切注意病情变化、有无不良反应。

十三、三九天是"冬治夏病"的好时机

"冬治夏病"是在气温寒冷、阴气较旺之时，运用针灸、穴位敷贴或内服药物、冬令进补等途径来治疗或预防好发于夏季或在夏季易加重的疾病的治疗方法。《黄帝内经》有"秋

冬养阴"之说，冬天，尤其是自冬至始，阴气达鼎盛之时，顺从天人相应之养生大道，借天之阴而补人体之阴，在治疗疾病上可达事半功倍的效果。

"冬治夏病"主要可治疗支气管扩张、手脚癣、多汗、失眠、疰夏、中暑等，治疗方法有膏方调（滋）补、艾灸、穴位敷贴、火罐、理疗、中药内服外治等。这种治疗方法有其特殊性，有特定的治疗时间，即从每年冬至（一九第一天）这天开始至三九这 27 天为最佳治疗时间。

十四、盛夏来临，"冬病夏养"有方法

酷热难耐的夏天已经到来。夏天阳气最旺，如果寒气重、体虚的人把这些阳气"藏"到体内，留到缺乏阳气的秋冬时节使用，就能有效预防寒性疾病在秋冬的复发，这就是所谓的"冬病夏养"。

1."冬病夏养"关键在"养阳"　适合"冬病夏养"的主要是一些寒气重、体虚的人，如感冒、寒性哮喘、寒性胃痛、类风湿关节炎等寒性疾病患者。他们体内阳气不足，每到秋冬季自然界阴气旺盛时，阳气不足以抵御外界的阴气，就很容易导致所患疾病复发或加重。

要抵御秋冬的阴气，关键是利用夏天阳气旺盛的时机"养阳"。不少人常常觉得夏天容易早醒，老是沉不下心来办事，容易烦躁、出汗。如果把这些阳气储藏到体内，留到秋冬阳气不足时使用，就能大大减少疾病的复发。这就好比冬眠的动物储存食物和热量一样，夏天物产丰富，此时储备了足够的食物和热量，到冬天万物凋零时就可安枕无忧了。

2. "养阳"需要多管齐下 "养阳"需要从起居、饮食、运动、穴位按摩和沐足多个方面着手。

早晨七八点时，可以到室外晒晒太阳。此时阳光不是很强烈，但也能使人体补充阳气，而且还不容易出汗、晒伤。值得提醒的是，运动时要避免大汗淋漓，出汗了要尽快换上干爽的衣服，避免受凉，诱发疾病。

饮食方面，鹿茸、人参、羊肉这类温补的食物，如果吃后身体没有什么不适，则不妨多吃一点。不过，阴虚体质的人补阳容易过温过燥，会导致身体更虚，因此阴虚体质的人要尽量避免摄入温燥的食物。另外，生冷饮食要适量，冷冻水果、冷饮、刺身等性凉的食物，浅尝辄止即可，不要吃得过急过猛，否则人体的阳气就要受到很大的损耗。

十五、夏季多汗冬季治

当人体阴阳失调、卫表不固、肺气虚弱、痰湿中阻等情况发生时，会表现出多汗症。多汗症，中医有自汗、盗汗之分，于冬天治疗此症有一定的优势。

1. 饮食疗法

（1）姜枣羊肉汤：羊肉 50g，生姜 10g，红枣 7 枚。羊肉用开水洗净，去膻味，切片；生姜洗净，切片。将羊肉片、姜片、红枣同放入锅内，加水适量，放入盐拌匀，煲 2～3 小时即可喝汤吃肉。

（2）核桃莲子山药羹：核桃肉 20g，莲子 15g，黑豆 20g，山药 20g，白糖 10g。将核桃炒香与白糖拌匀，研成细粉；莲子去皮、心；黑豆提前浸泡半天；山药洗净切片备用。

将莲子、黑豆放入锅内，加水适量，置武火上烧沸后，转用文火煎煮 1 小时，放入山药片煮少许时间，再放入核桃白糖细粉，搅拌煮熟即成。

冬日常食用上述食疗方有温阳益气、养阴敛汗、养血补虚等功效，适用于夏季时多发自汗、盗汗者食用。

2. 中药内服法

（1）益气止汗汤：炙黄芪 30g，党参 10g，茯苓 9g，浮小麦 30g，大枣 10 枚，炒白术 12g，炙甘草 3g，煅龙骨 20g，煅牡蛎 20g。水煎服，每日 1 剂，分两次服。7 日为 1 个疗程。

（2）加味玉屏风散：炙黄芪 15g，炒白术 10g，防风 10g，黄精 10g，麻黄根 15g。水煎服，每日 1 剂，分两次服。7 日为 1 个疗程。

上述药方在冬季服用，有补气健脾、滋阴润肺、固表止汗功能，可治夏季脾胃气虚、肺卫不固引起的多汗者。

十六、夏日是防治"慢支"的黄金季节

慢性支气管炎、支气管哮喘这两种病在秋冬季节，尤其在冬季容易复发或加重，这是什么道理呢？中医学认为，该时节阴寒较重，阳气不足，肺不主气，肾不纳气，气无主无根，故而发病。此时治疗（多用温肾纳气、大辛大热之品），犹如星火投冰，但仅能缓解一时，治标不治本，故而疾病反复发作，年复一年，逐年加重。

根据《黄帝内经》"春夏养阳""寒病热治"的原则，选择一年阳气最旺盛的"三伏"期间，趁人体阳气隆盛，腠理疏松，血脉通畅，汗腺开放，皮肤吸收功能较好之机，选辛香走窜、利气活血、降气平喘、消痰逐水之中药敷贴背部腧穴，可达良好的治疗效果。药物由皮肤进入穴位，感传经络，运行气血，到达有关脏腑，可调整机体功能，改变病理状态，增强抵抗力，以防冬季发病。此即人们常说的"冬病夏治"。在穴位敷药的同时，还可口服健脾益肾养阳、温肺化痰的中药，改善患者体质，增强免疫功能。当天气转冷，寒潮来临时，患者即有抗御能力，可减轻症状或不发病，对老年慢性支气管炎、肺气肿、过敏性鼻炎及体虚感冒患者尤为适宜。

十七、夏治痹病六注意

1. 凡来治疗痹病（主要指风湿性关节炎、类风湿关节炎、肩周炎、肱骨外上髁炎、腰腿痛）的患者，应于初伏、中伏、末伏的第 1 ～ 3 天按时前来治疗。

2. 治前请自行把背部和相关部位，尤其是痛点处皮肤洗干净，不留垢腻等脏物。

3. 成人敷贴 3 小时揭去。若成水疱，尽量避免擦破。一旦破裂，用万花油、黑鬼油、京万红烫伤膏、解毒烧伤软膏，随选一种涂搽，勿用激素类药膏，注意局部清洁，通常 3 ～ 4 日即可干瘪结痂，不留瘢痕。

4. 贴药后 1 个月内禁洗冷水浴，避吹冷风，忌房事，注意休息，切勿劳累。慎忌生冷辛辣、肥甘厚味之品，如猪肉、羊肉、兔肉、火腿、香肠、奶油、油条、饴糖、糯米、鸡、鹅、咸鱼、鲤鱼、栗子、扁豆、花生米、咖啡、醋、杨梅等。

5. 平素饮食宜温、宜清淡，多吃蔬菜、水果，如冬瓜、黄瓜、藕、西红柿、芹菜、茄子、土豆、红豆、黄豆、山药、薏米、红枣、山楂、桑椹、葡萄、猕猴桃、芝麻，此外还可多吃黄花菜、墨鱼、猪筋蹄、牛筋、鳝鱼、鸡蛋等。应少进食菠菜、菜花、辣椒、生姜、葱、茶、酒等。

6.痹病主要的症状是疼痛，疼痛会影响活动，但绝不可因此而减少或停止活动。痹病患者宜行运动疗法，如太极拳、八段锦、广播体操等，或自我按摩，用药物、艾条、谷物、热盐等在患处外熨、熏蒸、擦洗，亦可配用芳香暖通疗痹药物垫。

十八、"夏治冬病"正当时

有不少患者每到冬季气候寒冷时，身上的老毛病（如慢性支气管炎、哮喘、过敏性鼻炎、肩周炎、风湿性关节炎、类风湿关节炎、冻疮等）往往会突然发作或加重，但到夏天这些疾病的症状就会逐渐减轻或消失。这些患者大多素体阳虚，恶寒怕冷，有的甚至在夏季炎热之际亦不能脱去毛衣、棉袄，整天躲在家里不敢出门，中医把这类病症称为"冬病"。冬病在夏天缓解期进行治疗往往能收到事半功倍的疗效。

中医学认为，"三伏"之际，人体皮肤腠理疏松，阳盛于外而虚于内，故当养其内虚之阳，以助生长之能，达到扶正祛邪、促进病愈之目的。这就是人们常说的冬病夏治。

十九、夏治膝骨性关节炎

膝骨性关节炎（KOA）是一种常见的慢性关节病，为一种非特异性炎性疾病。临床上以关节疼痛、肿胀、活动受限为主要表现，严重地影响了患者的生活和生存质量。该病一般冬、春和秋、冬交界时症状较重，夏季较轻。根据"冬病夏治"原理，可在夏季选用以下方法防治。

1. 中药敷贴法 选透骨草、伸筋草各 30g，苏木、海桐皮、鸡血藤各 20g，桑枝、威灵仙各 15g，红花、白芷各 12g，乳香、没药、当归、秦艽各 9g，细辛 4g。将以上药物研成细末，用姜汁调成糊状，做成直径约 1.5cm 的药饼置于敷料或薄膜上备用。于夏季时敷贴于膝关节周围的穴位上，4～6 小时后取下。每日 1 次，每治疗 7 次后间隔 2 日再进行，21 次为 1 个疗程。治疗中忌食辛辣、发物、酒醇之品。局部皮肤破损者忌敷贴。

2. 药浴疗法 选透骨草、红花、黄芪、制附子、桑枝、白芷、制川乌、寻骨风、刺五加各 20g。将上药粉碎为粗末，装入纱布袋中备用。使用前将药袋置于锅中，加水 2000mL，煎 30 分钟后离火，待药液温度在 40℃ 左右时，将双足放入盛放药液的木盆中，并用两块毛巾浸药液热敷双膝。每次 20 分钟，每日 2～3 次。一剂药可使用 5 天，以药物不变质为准，4～5 剂为 1 个疗程。使用时，勿烫伤皮肤，浴后注意保暖，勿受风寒，局部皮肤过敏者停用，孕妇禁用。

3. 中药熏洗法 选红花、白芷、茴香、透骨草各 10g，海桐皮、牛膝、五加皮 15g，石菖蒲、牡丹皮各 20g，细辛 5g，煎水约 2000mL，熏洗患膝。每日 1～2 次，每次 20～30 分钟，连用 6 周为 1 个疗程。

4. 调护法 对膝骨关节炎，应重视锻炼。尽量选择非负重的运动方式，如游泳、散步等，避免提重物、登高、远行、急蹲急起或跳跃等负重运动。

5. 饮食疗法　平时应多吃富含钙和胶质的食品，如奶制品、带骨头的罐头鱼等，以增强钙的吸收，防止骨质流失。含镁、硒及维生素 A、维生素 E 丰富的食品，如海产品、蛋、蔬菜、坚果、粗粮等，则可以保护和修复关节，维护组织正常状态，促进血液循环。樱桃对预防膝骨关节炎有一定的作用，可适量吃一些。

二十、又是一年冬病夏治时

1. 何谓冬病　"冬病"就是在冬天易发的病，此种病的易发人群多为虚寒性体质者，也就是俗话说的没有火力。通常的症状有手脚冰凉、畏寒喜暖、怕风怕冷、神倦易困等。中医学认为这类人阳气不足，也就是自身热量（能量）不够，产热不足，寒从内生。这样的人即使在盛夏，睡觉也要盖着被子，穿着袜子。为什么冬病要夏治呢？是因为患者本身体质就偏于虚寒，再加上冬天环境也是寒冰一片，两寒夹击，便毫无解冻的可能。所以在冬天治寒病，就像是雨天里晾衣服，是很困难的。然而在盛夏之际，外界是暑热骄阳，里面是心火正盛，这时躲在后背的膀胱经和关节处的积寒，最易被赶出来。但若是阳气衰弱，里面没有推动之力，就会错过排寒的大好时机。此外，还有很多人，本来阳气就有些不足，夏天再痛饮去暑的饮料，如冰镇啤酒、凉茶等，然后整日在空调房间里工作，那真是陈寒未去，又添新寒。要记住，寒气是会沉积的，身体被寒气侵袭的地方，必会气血瘀阻，这叫作"寒凝血滞"。若寒气停留在关节，就会产生疼痛，停留在脏腑就易产生肿物，停留在经络就会使经络堵塞，气血也就流行不畅，不但会有四肢不温的症状，还会有手脚发麻的症状出现。所以，倘若不在夏日去除积寒，等到秋风一起，外寒复来的时候，就又会内外交困了。

2. 何为夏治　"夏治"是选择夏天炎热季节，采用适当药物进行治疗。因夏季自然界阳气旺盛，人体阳气浮越，此时对阳虚者用助阳药，可更好发挥扶阳祛寒、扶助正气、祛除冬病根因的作用，并可为秋冬储存阳气，阳气充足则冬季不易被严寒所伤。"冬病夏治"属于中医"缓则治其本"的治病原则。

3. 何为冬病夏治疗法　"冬病夏治"疗法是中医学防治疾病的一个富有特色的重要方法。它根据《黄帝内经》"春夏养阳"的原则，利用夏季气温高，机体阳气充沛，体表经络中气血旺盛的有利时机，通过适当地内服或外用一些方药来调整人体的阴阳平衡，使一些宿疾得以恢复。可以说"冬病夏治"体现了中医学中人与自然相协调的整体观念和对疾病重视预防的理念。

对于患有慢性呼吸系统疾病的人来说，如哮喘、老慢支、过敏性鼻炎等，夏天是一个不应错过的最佳治疗时机。冬季因为气温、气压偏低，这类病特别容易复发。冬季治疗以治标为主，不能从根本上消除病因。在夏季，由于影响其发病的气候因素比较少，症状通常比较轻，在此时治疗，有足够的时间扶正固本，以提高肌体的免疫能力，达到改善肺功能、平喘止咳的效果。

第七章　患者咨询

一、好媒体，好医生

我是兰州的一名《家庭医生报》的忠实读者，订阅《家庭医生报》已有 6 个春秋了。2000 年春天，本人因患感冒引起支气管哮喘，住过医院。3 年前，从贵报得知南昌市中西医结合医院宋南昌医生的《冬病夏治又一方》治疗慢支哮喘的方法很好，但考虑到南昌至兰州几千里的路程，用此方法治病是很困难的，抱着试试看的想法给宋南昌医生写去了求医的信，没想到宋医生很快将治疗此病的药膏、方法及注意事项一并寄到兰州，并且连续 3 年一如既往，经过 3 年的治疗，效果显见，哮喘没有复发过。值此，首先感谢《家庭医生报》的媒体桥梁作用，并且通过贵报感谢宋南昌医生连续 3 年为一个素不相识的人寄药治病，这种全心全意为人民服务的高尚医德，使人十分敬佩。

甘肃兰州读者　路某

（刊登于《家庭医生报》2003 年 12 月 8 日）

二、"她的手脚活了"

"她的手脚活了！"人们惊喜地说。一个严重脑外伤患者后遗左上、左下肢瘫痪，经南昌市中西医结合医院康复科三个半月的精心治疗，已基本恢复。

患者李某，一位 15 岁的少女，原是南柴中学的学生，聪明活泼，学习成绩优良。1990 年 3 月 15 日，在南柴房屋阳台倒塌事故中，她右额顶骨粉碎性骨折，南昌大学第一附属医院脑外科成功地抢救了她的生命，然而她的左上、左下肢却瘫痪了。她父母抱着侥幸的心理来到南昌市中西医结合医院康复科求诊。该科主任付肃贵和主治医师宋南昌对患者采取针灸、理疗、体疗训练、中西医药结合的综合治疗，三个半月后，李兰可以行走和慢跑，左手除两个指头欠灵活外，已能活动自如，相信她不久就可以重返学校。

（刊登于《南昌晚报》1990 年 7 月 21 日）

三、经常耳鸣是怎么回事

问：我的耳朵几乎每天都会"嗡嗡"作响，连自己说话的声音也听不清。对此我很恐慌，不知耳鸣是怎么回事？经常耳鸣会不会耳聋？

温某

答：耳鸣有几种情况：一是体内各种杂音（如血液流动、血管搏动）借骨传导传入耳内所致；二是感音部位病变引起的听幻觉；此外，高血压、脑血栓、贫血、糖尿病、神经衰弱、过度劳累、饮酒后也可出现耳鸣。

经常耳鸣会不会耳聋呢？一般说，单一性耳鸣与耳聋没有什么必然的联系，在相当长的时期内并不会发展成耳聋，但有些耳鸣，如梅尼埃病、耳硬化症、中耳炎、听神经瘤、耳毒性抗生素引起的耳中毒病等，却与耳聋关系密切。

您的来信较简单,我们无法从信中判断你所患的是哪种类型的耳鸣。为了弄清耳鸣的原因和性质,建议你到当地医院耳鼻喉科检查,找出病因,对症治疗。

宋南昌

(刊登于《江西青年报》1990 年 11 月 21 日,1738 期)

四、遗传性狐臭怎样治疗

问:我是一个农村青年,因患有遗传性狐臭,征兵检查时没有检上,我为此感到烦恼。请问,这病用什么方法能治好?

宁都　艾某

答:狐臭,是一种局限性的臭汗症。本病好发于青年,它虽然对身体无多大影响,但气味难闻,令旁人不愿接近。

治疗狐臭的方法不少,如平时戒烟酒,不吃强烈刺激性饮食,注意局部的清洁并保持干燥,都能减轻症状。局部涂搽 5% 的福尔马林乙醇溶液,可以抑制汗腺分泌功能。放射疗法、电解法、激光注射法或手术治疗,可以破坏或切除狐臭部位的汗腺,都能收到一定效果。

宋南昌

(刊登于《江西青年报》1991 年 3 月 13 日,1770 期)

五、答整形读者问

《如何去除疤痕》文(本报 1782 期)刊出后,陆续收到武夷山中学梁某、安远二中唐某、泰和师范刘某、吉安塘东中学刘某、永丰潭城卢某、万载锦源林场刘某、新余纺织厂贺某、崇仁徐某等读者来信，了解不同瘢痕的去除方法，因来信较多，这里一并作答。瘢痕治疗，以皮肤扩张手术疗效最好。但鉴于炎夏酷暑手术切口易出现感染，故莫选酷暑整颜容。对青年学生来说，暑假空闲，难得时机，可选软疤面模法治疗瘢痕。该法系先在瘢痕组织周围用药物注射软化，进行面摩颜肤，每7～10日1次，3～4次为1个疗程，有的治疗1～2次即见效。本法不受季节、种类、部位等因素限制，瘢痕大小以1cm×4cm为好。

宋南昌

（刊登于《江西青年报》1991年6月19日，1798期）

六、腰部扭伤怎么恢复

问：我腰部拉伤已有三个半月，目前仍疼痛，不能活动，给生活带来极大不便。请问，有什么见效快的方法可以恢复？

山东读者　刘某

答：急性腰扭伤的治疗方法颇多，你可在当地医院进行推拿、针灸、理疗等治疗。现给您介绍一湿热敷法，不妨一试。用川椒、红花、艾叶、伸筋草、透骨草、木瓜、泽兰、牛膝、当归、川芎、苏木、草乌各30g，使用时将药装入纱布袋内，置入大锅内煎熬，沸后2～3分钟即可将预制的薄棉垫放入锅内浸透，绞干，趁热敷于患部，待药垫温度低于体温时方可取下，每日用2～3次，对腰部扭拉伤的恢复有一定作用。

最好卧硬板床休息2～4周，可减轻疼痛和肌肉痉挛。

宋南昌

（刊登于《家庭医生报》2006年10月2日）

七、腰椎间盘突出症的自我保养

问：我今年31岁，患腰椎间盘突出症已有3年之久，前2年没有大发作过，但在1个月前，由于割麦子，导致我右下肢疼痛，请问应如何保养？

江苏　申某

答：腰椎间盘突出症致坐骨神经疼痛的治疗，不论是应用保守疗法，还是手术疗法，在治疗的过程中及疾病康复后都应该做好自我保护及功能锻炼，以促进疾病的早日康复和减少复发。常用的方法有：①佩戴腰围。②避免弯腰转身提取重物。③加强腰背部及腹肌锻炼。④踢腿或压腿。⑤下蹲运动。

急性发作时还需卧床休息，防寒保暖，配合针灸、按摩、牵引、理疗等治疗。同时服些舒筋活血、补益肝肾之中成药，如六味地黄丸、复方三七胶囊、新癀片、大活络丸等，任选二种。

（兼答宁夏黄某、北京蔺某、浙江胡某、甘肃李某）

宋南昌

（刊登于《家庭医生报》2005年11月14日）

八、痹病的治疗

问：我年已80岁，自去年起二臂冷如贴冰，捂棉不暖，用热水热敷稍可缓解，此外，皮肤有焦灼感，头皮痒如虫钻，两脚小腿发麻、发酸、胀痛。中医诊为寒痹。请赐治疗方案。

浙江　应某

答：从您来信所叙情况分析，该证属"痹病"范畴，与颈、腰椎病相关，因交感神经受刺激、血循环变差而产生上症，可拍摄颈、腰椎片，检查血糖等以明确诊断。

治宜养血柔经、疏经通络为主，补益肝肾为辅，宜选六味地黄丸、复方三七胶囊、追风透骨丸等。

取中药桂枝 10g，艾叶 30g，透骨草 20g，姜黄、川芎、威灵仙各 15g，羌活 12g，将上药放入锅内加水煎煮成汁，再用麦麸皮或谷壳 300～400g 放锅中炒黄，趁热将煎好的药汁拌入，加陈醋一汤匙，装入纱布袋内，热敷手臂处。1 日 1 次，每个药袋可用 1 周。亦可艾灸大椎、肩髃、足三里、悬钟等穴，每次 30～40 分钟，每日 1 次。

宋南昌

（刊登于《家庭医生报》2000 年 9 月 19 日）

九、水疝怎么医治

问：小儿睾丸鞘膜积液（水疝）怎样用中药治疗？如治疗无效，又在什么时候采用手术治疗较合适？

广东　翁某

答：鞘膜积液为男子外生殖器常见疾病之一。婴儿型鞘膜积液系现代医学所分五类中的一类，属中医学"水疝"范畴。中医治疗方法很多，除辨证分型（分为肝肾两虚、脾郁气滞、湿热内蕴、跌打损伤等）治疗外，还可选用经验方。积液少，尤其是婴幼儿（2岁内）鞘膜积液，多可自行吸收，无须治疗。对超过2岁者，如积液量大，应用非手术疗法无效时，可到外科行手术治疗。你最好带患儿去医院小儿外科看看医生。

宋南昌

（刊登于《家庭医生报》2006年1月30日）

十、艾条灸治胃脘痛的具体操作

问：我在《家庭医生报》上看到宋南昌主任用艾条灸治胃脘痛的专题文章。我患有食管炎、慢性浅表性胃炎伴胆汁反流、十二脂肠炎、胃下垂、结肠炎，经常胃痛、胃胀、反酸、烧心。中西药吃了不少，均不理想。

想用您文中提到的"艾灸"法。某些具体操作想请教：①穴位的处所。如何自行找准中脘、足三里、公孙这几个穴位？②在灸治中，艾条对准穴位是略有转动还是一直不动？是较热好（在忍受得了范围内）还是有温度感即可？③时间问题。如足三里，是两侧20分钟还是一侧20分钟？

广西读者　王某

答：中脘位于上腹部正中线上，当脐上4寸处。足三里取穴法如下：①屈膝成90度，由外膝眼往下四横指，小腿两骨（胫腓骨）之间，距胫骨约一横指处即是本穴。②站位用同侧手张开虎口围住髌骨上外缘，四指直指向下，中指尖的指处即是本穴。公孙：由第一跖趾关节往后用手推有一弓形骨，弓形骨后端下缘的凹陷（第一跖骨基底内侧前下方）即

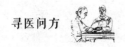

是本穴。

在艾灸时，艾条在穴位周围是回旋灸状态，即小幅转动状。可灸至局部皮肤呈潮红，以温热舒适感为度。文中艾灸时间是指一侧穴位而言。

宋南昌

（刊登于《家庭医生报》2007 年 4 月 2 日）

十一、铺灸法治强直性脊柱炎

问：我儿子常觉背疼、僵硬，遇热稍缓，胸闷、脚后跟疼痛行走不便已 6 ～ 7 年，曾被诊断为强直性脊柱炎，服过中西药不少，效不明显。几年前《家庭医生报》曾刊登宋南昌主任的《治风湿病验方》，但文中有些药我这里买不到。想请问宋主任还能不能再提供一些别的方子。

江西读者　彭某

答：对以上病证，亦可服用强力天麻杜仲丸、新癀片、益肾蠲痹丸、通心络胶囊、六味地黄丸、正清风痛宁等。或选用"铺灸"法，于暑夏"三伏"时取中药斑麝粉（即由麝香、斑蝥、丁香、肉桂等组成），每次取 1 ～ 1.8g，放于脊柱正中线上，从大椎始至腰俞止，尔后用大蒜泥（取大蒜去皮捣烂即成）1500g，铺于正中线上呈 2 寸宽、5 分厚，再用陈艾绒 200g 铺其上呈长蛇形，点燃艾炷头、身、尾三点，让其自然燃烧，燃尽后再继续铺艾绒施灸，一般以 2 ～ 3 壮为宜。灸后可去蒜泥，用湿热毛巾轻轻揩干即施灸结束。灸后可引起水疱，在此期间严防感染，至第 3 天用消毒针引流脓水，并用药棉揩干，涂上烫伤膏，隔天 1 次，然后覆盖一层消毒纱布，用胶布固定，直至结痂脱落止。

注意事项：灸后 1 个月内慎忌生冷辛辣、肥甘厚味，如鸡、鹅及鱼腥发食等。禁冷水洗浴，避吹冷风，全休 1 个月。用艾条悬灸，神灯（TDP）照射等亦可。

宋南昌

（刊登于《家庭医生报》2007 年 4 月 30 日）

十二、手指屈肌腱鞘炎的治疗

问：我的右手中指掌指关节、指关节不明原因的肿胀，轻度疼痛，不麻木，屈曲功能障碍，到现在已有 1 年的时间了，曾被诊断为软组织的无菌性炎症，先后服过酮洛芬、布洛芬、奈普生、泼尼松等，都无良效。现特来信向你们求教：应如何治疗？

四川　姚某

答：从函中知您自去年觉右手中指掌指关节及指关节疼痛，屈伸功能障碍已 1 年余，服药治疗，症未见减，现仍常肿痛，不能握拳，据症应该属于手指屈肌腱鞘炎，与长期用手握硬物（如烫衣、持剪、手持镰斧等工具）、风湿、过劳、外伤等有关。治疗除局部休息、理疗、按摩外，还可选用隔药灸，取中药生川乌、生草乌、生半夏、生南星、川椒、麻黄、乳香、没药、樟脑，用白酒或酒精浸泡待用。取生姜片，切成厚 0.3～0.5cm 的薄片，1～2 片浸过药酒后平放于阿是穴（即疼痛部位取明显处），上置艾炷，同时点燃，药气即透入，待艾将燃尽，取下另换。每穴连灸 3 壮，1～2 日 1 次，5 次为 1 个疗程。亦可外搽风痛灵，口服追风透骨丸、复方

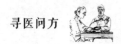

三七胶囊、新癀片、嘎日迪五味丸等，任选 1～2 种。

宋南昌

（刊登于《家庭医生报》2005 年 6 月 6 日）

十三、网球肘的保守治疗

问：我得网球肘已 2 年，在多家医院做过很多治疗，针刺、火针、小针刀都做过好多次，封闭打过 13 次，都没有好转。医生说，不行只有做手术，请问这种病有没有保守治疗的方法？

云南读者

答：您的病在当地医院做过针刺、火针、小针刀多次，尤其是封闭治疗了 13 次，疗效不显，仍觉疼痛，因此，仍需继续治疗。首先要注意休息及合理前臂用力，半月内禁止从事腕尺偏掌屈，辅以局部热敷、隔姜灸。隔姜灸选痛点及肘关节上、下、左、右处各放置鲜生姜片 1 片，再放上艾炷点燃，每穴灸 3～5 壮，1～2 日 1 次，10 次为 1 个疗程。理疗可选神灯（TDP）、超短波照射。按摩可先沿肱骨外上髁向前臂用擦、按、揉法广泛舒筋活血，再用弹拨法，最后用擦法，可配合应用红花油、风痛灵等外用剂。点穴法可用右手拇指指腹点按"网球肘穴"，此穴位于患侧腋后皱裂下缘内 2cm 处。点穴时用力由轻到重，持续刺激，每次 10～15 分钟，每日 1 次，按压后可明显改善或消除症状。中药熏洗可选伸筋草、透骨草、荆芥、防风、千年健、刘寄奴、红花、桂枝、苏木、威灵仙、川芎适量煎水熏洗，每日 2～3 次，每剂药可洗 5～6 次。亦可选电针、耳针疗法，亦可外贴神农镇痛膏、坎离砂温熨剂，口服小活络丸、新癀片、芬必得、复方三七胶囊等。

以上方法不能减轻症状或反复发作者，可行手术治疗。

宋南昌

（刊登于《家庭医生报》2005 年 3 月 14 日）

十四、"闪腰岔气"怎么治

问：我自去年 6 月因蹲下拿东西起来时速度太快而"闪腰岔气"，致使疼痛，行动不便，经贴伤湿膏及外敷药、理疗等处理，当时见症减。但眼下仍觉腰痛、麻木，稍一走快，症就加重，久坐起身亦痛。腰椎片示第 1 腰椎和第 4 腰椎有压缩性骨折，第 3 腰椎、第 4 腰椎有骨质增生并有老年性骨质疏松。请问：我该怎么治疗？

四川读者　刘某

答：以上症状，始于腰扭伤，骨质增生、骨质疏松与年龄相关，在此基础上，由于外伤、劳损导致脊椎压缩性骨折，当属中医"痹病""腰痛"范畴。宜补益肝肾、调补气血、活血化瘀、疏经通络为主。可选药物如强力天麻杜仲丸、复方三七胶囊、六味地黄丸、乐力钙等药口服；或用扶他林、芬必得、神农镇痛膏等外擦外贴；亦可配合针刺、艾灸，或按摩、理疗（药物离子导入、脉冲电疗、红外线照射等）。此外，还要加强营养，多食用骨头汤、鱼类、牛奶等含钙食物。同时注意防寒保暖，养成正确的姿势和活动方式。坐时最好选用靠背椅，腰部放置小靠垫，减轻腰部负担。睡眠最好选用硬板床配厚垫，不要选用过软的床垫。

此外，还可进行腰背肌锻炼，如打太极拳等，锻炼腰部的柔韧性、灵活性。

宋南昌

（刊登于《家庭医生报》2007年8月20日）

十五、创伤性膝关节滑膜炎的治疗

问：我今年39岁，3个月之前，感觉右腿膝盖处不舒服，走路没有劲，特别是上下楼感到麻木疼痛，去医院检查，诊断为半月板损伤、内有积水，此外还有滑膜炎。请问这种病怎样治疗才能治愈？

吉林读者 吕某

问：我今年30岁，不知从什么时候起，双膝一先一后慢慢肿胀起来，没有疼痛，没有异样感觉，经检查，诊断为滑膜炎，因此右膝先做了滑膜切除手术，但不到半年病情复发，继而左膝肿胀，肿得很粗，最多一次穿刺抽取出近200mL草黄色黏性液体，并排除了结核、癌症，病理诊断为慢性结节性滑膜炎。手术后5个月左右，又有积液渗出，影响穿裤子、工作以及生活。曾经用过一些抗风湿药，如滑膜炎冲剂及布洛芬缓释胶囊都没有效果。请您给我介绍好的治疗方法，万分感谢。

内蒙古读者 云某

答：吕、云两位读者，膝关节的滑膜炎常常由外伤及慢性劳损所引起，故又称为创伤性滑膜炎。治疗的原则主要是通过让关节部位得到休息，并配合股四头肌锻炼，以促使积液的迅速吸收，避免发展成为慢性滑膜炎。对于关节积液较甚者可行穿刺抽尽积液，同时可注入 1% 普鲁卡因 3～5mL，可的松 25mg，或用石膏托短期固定。小量积液无须穿刺，仅加压包扎即可；亦可配合物理疗法，如远红外线、超短波、艾灸等，改善局部微循环，促进积液吸收。积极锻炼股四头肌，控制膝关节活动，可减少复发。

宋南昌

（刊登于《家庭医生报》2005 年 1 月 10 日）

十六、中医如何治腱鞘炎

问：我左手腕向上一寸许微痛（肿），稍一活动则疼痛难忍，影响拇指活动功能已 10 个月，常用膏药及封闭治疗，效果不佳。请问，中医对这个病有什么好的治疗方法？

江苏读者 吴某

答：据症诊断为非特异性腱鞘炎。治疗除局部休息、理疗（远红外线、超短波等）、艾灸局部腧穴（阿是穴、合谷、阳溪、二间、三间）外，还可用按摩及中药液涂擦法。行按摩及中药液涂擦法时，先在腱鞘增厚或结节部位或痛点进行纵行按摩，横行弹拨，并轻柔地进行被动伸展活动，尔后用浸泡好的中药液（生川乌、生草乌、生半夏各 15g，川椒、路路通、桂枝、苏木各 12g，细辛 8～10g，浸入 95% 乙醇 300mL，5～7 天后即可使用）涂擦患处，或将患处浸入药液 5 分钟，1 日 3～5 次，连续治疗 3 周为 1 个疗程。亦可在医生的指导下口服小活络丸、复方三七胶囊、追风透骨丸等，或外贴曼吉磁贴，外搽冬青油，外贴镇痛

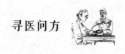

膏等。

宋南昌

（刊登于《家庭医生报》2005 年 3 月 13 日）

十七、膝骨关节炎如何治疗

问：我老伴今年 73 岁，年轻时膝关节痛，说是风湿，近些年诊断为骨质增生、骨刺，曾多方求医都没见效，先双膝无力、隐痛。请问应如何医治？

内蒙古　王某

答：据来信所述病情，可考虑为膝骨关节炎，系骨质增生所致，与老年体弱，尤其是骨质疏松、膝关节过度活动、扭挫伤、肥胖等有关。关于治疗方法，有以下几种可选用：①应注意劳逸结合，防止过度用力，避免关节损伤，不穿或少穿高跟鞋。②补充钙质、维生素 D 等与骨代谢关系密切的食品，如牛奶、豆浆、骨头汤、鱼等。③适度体育锻炼，以减轻骨组织的衰老和退行性改变进程。④可选用物理治疗，如超短波、脉冲电、超声波、远红外线、蜡疗、中药熏蒸、频谱，这些疗法有改善循环、促进物质代谢、抑制退行性病变发展、消炎止痛、促进关节功能恢复的作用。⑤可选用坎离砂、曼吉磁贴、神农镇痛贴等熨膏贴剂外敷患部。

宋南昌

（刊登于《家庭医生报》2003 年 12 月 15 日）

十八、回复风湿、类风湿等问题

问：我患类风湿病已多年，吃过很多药，病情仍在发展。现在左膝关节肿痛最为厉害，使我行走困难，听说青霉胺能彻底治疗类风湿，真的是这样吗？

贵州 蔡某

问：我老伴（女性）不幸患风湿病已有4年之久，四肢关节肿痛，手臂、手背、手指、脚趾、脚跟、膝盖全都疼痛，而且痛得厉害，行走困难，天天卧床，日夜呻吟，难以入睡。我是《家庭医生报》的老读者，今天为老伴的疾病特意来信询问：这种风湿病有什么特效药可治？

江西 康某

问：我是贵报的忠实读者，患肥大性关节炎多年，现已膝关节骨质增生伴肥大，特来信咨询，这种病除了锻炼以外，是否能进行药物治疗呢？怎样治疗？用哪些药物治疗？请提出指导方案。

安徽 马某

答：蔡、康、马三同志，对于类风湿关节炎，目前尚无特效治疗方法，但经过正规合理的综合治疗，如药物、针灸、按摩、理疗、外敷、功能锻炼等，绝大多数患者的病情可得到较好的控制。值得一提的是，糖皮质激素制剂治疗本病疗效较好，可以快速使症状缓解，但长期应用极易产生不良反应。中药方面，可选甘草、制附子、黄芪、黄精制剂，或六味地黄丸等中成药口服，既有激素样作用，且无不良反应。

另外，青霉胺是一种影响机体免疫功能的重要药物，能使类风湿因子减少，有抗感染作用，但必须在专科医师指导下使用，在治疗前及治疗期间，要定期复查血象及肝肾功能等。

肥大性关节炎，又称变形性关节炎、增生性关节炎、退行性关节炎或老年性关节炎，是由于慢性损伤或老年性组织变性所引起的一种慢性关节病。本病的治疗方法较多，除针灸、火罐、按摩、熏蒸、湿热敷、关节内注射、功能锻炼、关节镜或手法治疗外，还可选直流电陈醋、威灵仙导入湿疗，同时配合中成药如复方夏天无片、抗骨增生片、伸筋活络丸、益肾蠲痹丸等口服。

宋南昌

（刊登于《家庭医生报》2003 年 9 月 1 日）

十九、肌肉裂伤如何康复治疗

问：我在 2 年前不慎摔跤，损伤右手臂，致肘关节脱位、右手腕拇指根部桡侧部破裂，经复位、清创缝合，配合中西药物（伤科七味片、独一味）症未见好。现仍觉手臂发硬，手腕处隐隐作痛，右肘窝正中痛，手握不紧，强握觉痛甚，左手配合（即用左手握住右手食、中、无名、小指）时，先轻握多次，尔后再强握能勉强握拢，但过 1 分钟后又握不拢。请问此症有什么较好的治疗方法？

陕西读者　王某

答：据症可考虑为手部损伤后遗腕管综合征。治疗除选理疗，针灸，封闭，按摩，服用神经营养药，如维生素 B_1、维生素 B_6、弥可保等，以及服用复方丹参片、复方三七胶囊、血府逐瘀液、当归四逆汤等活血化瘀药外，还可选用中药热敷熏洗。选用伸筋草、透骨草各 30g，桂枝、姜黄、千年健各 24g，荆芥、防风、川芎、苏木、威灵仙、红花、刘寄奴、细辛各 18g，放在锅或盆中加水煮沸后用药水浸洗患处。每日 2 次，每次 15～30 分钟，每剂药可连用数次。冬季气温低时，可在患处加盖棉垫，以保持热度。药液因蒸发而减少时，可酌量加水再煮沸熏洗。本方有疏解关节筋络、流通气血的作用。

宋南昌

（刊登于《家庭医生报》2006 年 2 月 20 日）

二十、久服天王补心丸会中毒吗

问：我因心悸、失眠服用了天王补心丸，效果不错。但听说其中的朱砂一药有毒，进入体内积蓄不易排出，请问是这样的吗？我是否可以继续服用？

江苏　吴某

答：朱砂为三方晶系汞矿物中天然的辰砂矿石，性凉、微寒，味甘，归心经，有镇（清）心安神、清热解毒、明目定惊之功。其主要含硫化汞，对中枢神经系统有镇静和催眠作用。除天王补心丸、朱砂安神丸含有少量朱砂外，活络丸、参茸卫生丸、朱雀丸、冰硼散、牛黄清心丸、安宫牛黄丸、紫雪丹、至宝丹、天竺黄丹、人马平安散、冠心苏合丸、苏合香丸、蟾酥丸、磁朱丸、震灵丹、生铁落饮等也含有不同剂量的朱砂。这些药一般不宜长期使用，因长期用药会使药物蓄积，可出现多梦、记忆力减退、失眠、食欲下降、恶心等，严重者可出现肝、肾、心、脑中毒等慢性汞中毒症状。这些药更不宜与咖溴合剂或碘化钾溶液一起服，以防刺激肠道发生药物性肠炎等。"丸者缓也"，说的是做成丸药疗效较缓慢而持久，治疗慢性病时，需常服、久服才能治愈。因此，服用此类药物也无须过分恐惧，毒物只有达到一定剂量，才能产生毒性，而且人体本身也有解毒功能，少量的物质甚至毒物并不会导致中毒。为避免中毒发生，要谨记"是药三分毒"的古训，一定要中病即止，不可滥服久用，不可随便超量使用。

天王补心丸是由多种养阴安神的药物组合而成的，有滋阴清热、补心安神之功效，故对阴虚血热的失眠、怔忡、健忘较为适宜。归脾丸与本丸主治有相似之处，尤适宜于偏气虚者，必需时可作为替代方用。

宋南昌

（刊登于《家庭医生报》2006 年 1 月 23 日）

二十一、慢性软组织损伤的治疗

问：我，男，1943 年 9 月生，多年来因背脊伤病，每晚第一觉醒来，就感觉背部脊柱难受，辗转不能入眠，特别是背部着凉后症状更为明显，多次针灸、热疗等效果不理想。给您写信求助，望能指点迷津。

忠实读者　苏某

答：知您多年来感背脊部疼痛不适，据症应该属慢性软组织劳损，中医叫"痹病"。治疗除理疗（神灯、超短波、药物离子导入）、按摩、火罐外，还可选用中药热熨法。取中药生川乌、生草乌、防风、三棱、莪术、水蛭、乌药、当归、川芎各20g、威灵仙、艾叶各30g、细辛10g。上药为1剂，每次用2剂，分别用2个布袋各装1剂药，同时将袋口封好，放冷水中浸泡20分钟，取出将水挤干，放入有隔层的铝锅内，隔水蒸30分钟，取出其中1袋在患处热熨，待患处无温热感后再调换另1袋药，每次热熨时间不少于30分钟，每日2次，连用3周，每周用药2剂。亦可口服血府逐瘀汤、益肾蠲痹丸、大活络丸，任选1～2种，外搽扶他林、风痛灵等。还要注意保暖防寒，适当体育锻炼，避免长期单一姿势等。

宋南昌

（刊登于《家庭医生报》2005年8月29日）

二十二、关节扭伤的治疗

问：我右踝关节于2005年1～4月曾先后两次扭伤，两次摄片检查均未见骨折，用过苗王除湿追风灵、欧莱凝胶外擦，当归、大黄、生山栀泡脚，还有多功能治疗仪等，症未见减。现觉右踝关节肿胀不适，近来左脚亦见不适。不知可有其他疗法。

湖北　陈某

答：你的问题应属踝关节组织损伤，以踝关节外侧副韧带损伤为主。治疗除适当休息、温水浸浴、痛点封闭、理疗（红外线照射）、按摩、隔药灸外，还可选用中草药外敷。取乳香、没药、土鳖虫、黄柏、胡椒等量研末醋调敷于伤处，每日1次，直至消肿。亦可外搽红花油、扶他林乳胶、正骨水等；口服复方三七胶囊、新癀片，任选1～3种；还可在

鞋内安置橡皮海绵足跟垫。

宋南昌

（刊登于《家庭医生报》2005 年 12 月 5 日）

二十三、灵芝"仙草"怎样服

问：我今年 70 岁，患有高血压病 5 年，伴有心脏病、前列腺增生等疾病，我经常爬山，在山上采得一些灵芝。是否可服用？如何服用？对身体有何好处？

浙江　胡某

答：灵芝是一味名贵中药，古称"仙草"，味甘温，性平（淡），归心、肺、肝、肾经，有补气安神、养心、延年益智、止咳定喘等功效。其有效成分已分离出几十种，主要有灵芝多糖、灵芝酸、腺苷等。灵芝有提高机体生命力、提高机体免疫力、护肝解毒、降低血液黏度、增加心肌收缩力、改善心律、降血糖、降血脂、降血压的作用。临床上，多取单味灵芝或灵芝孢子治疗神经衰弱、失眠、健忘、惊悸不安、冠心病、糖尿病、哮喘等，亦可与人参、黄芪、黄精、丹参、三七等合用防治老年精气不足、瘀阻胸闷，还可防治心血管病、肝炎，可提高肝脏解毒功能、保健美容等。

民间一般将灵芝的子实体切片煎煮成泡茶饮，一般取 6～20g，亦可泡酒。灵芝孢子破壁后亦可装胶囊或直接用温水冲服。

宋南昌

（刊登于《家庭医生报》2005 年 12 月 26 日）

二十四、慢性腰腿痛食疗方

问：我有慢性腰腿痛的宿疾，现想在药疗的同时辅以食疗，能给我提供一两个食疗方吗？

江苏读者　史某

答：①可选千年拔 60g，配猪脚 1 只，切成块，加水适量煲汤，食盐调味，食猪脚饮汤。此食疗方有祛风湿、舒筋络、健腰脚的功效，可用于治疗风湿性关节痹痛、慢性腰腿痛、四肢陈旧性跌打损伤等。如无千年拔时可用黄芪代替。②选当归 30g，牛尾 1 条去毛，切成数段，加水适量煲汤，以食盐少许调味饮汤吃牛尾。本食疗方有补血益肾、强筋骨的功效，可治肾虚腰痛、下肢酸软乏力等。牛尾亦可用猪尾代替。③用金毛狗脊 20g，以水煎煮代茶饮；或伸筋草 20g，鸡血藤 15g 同煎煮，代茶饮。

宋南昌

（刊登于《家庭医生报》2007 年 3 月 26 日）

二十五、求医指南三则

其一

问：46 岁，男性，血压临界，血脂 3.6mmol/L 左右，现经常失眠，易疲劳，没精神。请问还要做什么检查？

江西高安　闻某

答：血压临界，总胆固醇 3.6mmol/L 左右尚属于正常，所以首先要考虑颈椎病的可能，建议饮食清淡，不吃油腻生冷食物，少喝酒，适当运动，可做颈椎部影像学相关检查，

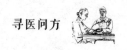

以明确诊断。

宋南昌

（刊登于《家庭医生报》2009 年 11 月）

其二

问：47 岁，男性，做体检没有查出什么问题，长期从事脑力工作，自感头晕、失眠、心悸、出汗。请问是不是患了什么病？有什么治疗良方？

江西南昌　刘某

答：首先要考虑颈椎方面的问题，头晕、失眠、心悸、出汗是颈椎病的表现，建议拍个颈椎片再决定治疗方案。

宋南昌

（刊登于《家庭医生报》2009 年 9 月）

其三

问：48 岁，男性，脑力工作者，有牙痛和便秘史，每天要服用大量黄连茶，感觉才能缓解病痛。到底是什么病？如何治？

江西广丰　潘某

答：首先排除是不是口腔疾病和肠道问题，腰椎和骶椎问题也会造成便秘。专家提醒长期喝黄连茶不好，会影响胃肠功能。

宋南昌

（刊登于《家庭医生报》2009 年 10 月 26 日）

二十六、如何用灸法治疗结肠炎

问：我患溃疡性结肠炎 10 多年，近 3 年来一直腹泻，每日解大便 3～4 次，欲用 2005 年 9 月 19 日《家庭医生报》上宋南昌主任介绍的灸法治疗，请您给予一些详细的指点。

河南读者　徐某

答：所选灸穴为神阙和关元。灸前将食盐填于穴上，然后放上艾柱点燃，每次穴连续灸 2～3 壮，约 10 分钟，每日治疗 1～2 次，10 次为 1 个疗程。除此还可口服中药：太子参 30g，炒白术 12g，陈皮 6g，茯苓 10g，甘草 5g，炒薏苡仁 30g，制附片 10g，白芍 15g，黄连 3g，乌梅 10g，防风 10g，葛根 10g。每日 1 剂，分 2 次煎服，连服 2 个月。还可选金匮肾气丸、附子理中丸、固肠止泻丸等口服。注意防寒保暖，饮食起居。

宋南昌

（刊登于《家庭医生报》2006 年 4 月 17 日）

二十七、甲状腺功能减退可否久服鹿角和灵芝

问：我患有甲状腺功能减退症，觉全身乏力、怕冷，服过鹿角胶 2 盒（500g）、灵芝（500g）后，症状见好，还想再服，但不知其药性，对身体有无影响？想就此问题向您咨询。

河南　袁某

答：鹿角是梅花鹿和各种雄鹿已成长骨化的角，将此煎熬浓缩而成的胶体物即鹿角胶。鹿角胶味咸，性微温，有补肾阳、益阴血（滋养）和较强的止血作用，主要用于肾虚和气血虚者，脾虚湿盛、食少便溏、阴虚阳亢、内热者忌用。

灵芝，是寄生于栎木及其他阔叶树根部的蕈类，味甘性平，是传统的滋补强壮、扶正固本的珍贵药物，有补肺健脾、

安神定志、益精强骨、定喘止咳功效，适用于气短乏力，头晕等症。

您患甲状腺功能减退，服用鹿角胶、灵芝二味治疗，药简料精，故能取效。

如您现在无明显甲状腺功能减退临床表现，则不宜久服鹿角胶，以防辛热助阳，伤阴耗精之弊。灵芝含有机酸、氨基葡萄糖、多糖类、水溶性蛋白质和多种酶类，可再用些，有增进食欲、改善精神状态之功能，况且正常人亦可服用，为食疗范畴。同时，可到医院做些生化、同位素检查，与原检查进行对比，以明确诊断，决定是否仍需用药。

宋南昌

（刊登于《家庭医生报》2005 年 10 月 3 日）